Ayushi Gurharikar
Devendra Nagpal
Prabhat Singh

Compreensão contemporânea do manejo do dente avulsionado

Ayushi Gurharikar
Devendra Nagpal
Prabhat Singh

Compreensão contemporânea do manejo do dente avulsionado

ScienciaScripts

Imprint

Any brand names and product names mentioned in this book are subject to trademark, brand or patent protection and are trademarks or registered trademarks of their respective holders. The use of brand names, product names, common names, trade names, product descriptions etc. even without a particular marking in this work is in no way to be construed to mean that such names may be regarded as unrestricted in respect of trademark and brand protection legislation and could thus be used by anyone.

Cover image: www.ingimage.com

This book is a translation from the original published under ISBN 978-620-8-42715-3.

Publisher:
Sciencia Scripts
is a trademark of
Dodo Books Indian Ocean Ltd. and OmniScriptum S.R.L publishing group

120 High Road, East Finchley, London, N2 9ED, United Kingdom
Str. Armeneasca 28/1, office 1, Chisinau MD-2012, Republic of Moldova, Europe
Managing Directors: Ieva Konstantinova, Victoria Ursu
info@omniscriptum.com

Printed at: see last page
ISBN: 978-620-2-73954-2

Índice

1. INTRODUÇÃO

O traumatismo pode ser definido como uma lesão física que pode resultar em feridas, ossos partidos ou lesões de órgãos internos. Existem dois tipos principais de traumatismos

1. Traumatismo por força bruta - quando um objeto ou força atinge o corpo, causando frequentemente concussões, cortes profundos, ossos ou dentes partidos.

2. Trauma penetrante - quando um objeto perfura a pele ou o corpo, normalmente criando uma ferida aberta.

As pessoas sofrem habitualmente muitos acidentes na sua vida quotidiana. Os traumatismos do corpo, incluindo a cavidade oral, constituem um importante problema de saúde pública a nível mundial. Quer se trate de adultos ou de crianças, os traumatismos provocam lesões nos dentes ou nos tecidos que os suportam, o que leva a fracturas dentárias ou ósseas, designadas por traumatismos dentoalveolares (TDI). Os TDI são um importante problema de saúde pública devido à sua frequência, impacto na produtividade económica e qualidade de vida. Não se trata de uma doença e nenhum indivíduo corre o risco zero de sofrer estas lesões que podem mudar a sua vida. (1)

O traumatismo dentário é uma lesão física dos dentes, das gengivas, do osso alveolar (o osso que sustenta as cavidades dentárias) ou dos tecidos moles da boca, incluindo os lábios e a língua. A maioria dos casos de traumatismo dentário é causada por acidentes, incluindo quedas, colisões de veículos e prática de desportos. De acordo com uma revisão sistemática e uma meta-análise, a prevalência de traumatismos dentários na Índia é de 13% e ligeiramente superior em crianças com menos de 6 anos de idade, com um rácio de 2:1 entre homens e mulheres. Alguns casos devem-se ao envolvimento em incidentes violentos, como lutas ou agressões físicas. Existem vários tipos de lesões que se enquadram na categoria de traumatismo dentário, incluindo os seguintes:

- Dente lascado

- Fracturas dos dentes, incluindo fracturas da raiz, fracturas do esmalte, etc.

- Dente solto (subluxação)

- Dente encravado no encaixe (intrusão)

- Dente arrancado (avulsão)

- Fratura da parede do alvéolo dentário

- Fratura da mandíbula

- Lacerações dos lábios

- Lacerações das gengivas (2)

<u>Classificação da FRACTURA</u>

A. CLASSIFICAÇÃO DE ELLIS (Segundo a classificação de Ellis e Davey da fratura dentária de 1970)

Class I	Simple crown fracture with little or no dentine involvement.
Class II	Extensive crown fracture with considerable loss of dentin, but with the pulp not affected.
Class III	Extensive crown fracture with considerable loss of dentin and pulp exposure.
Class IV	A tooth devitalized by trauma with or without loss of tooth structure.

Class V	Tooth lost as a result of trauma.
Class VI	Root fracture with or without the loss of crown structure.
Class VII	Displacement of the tooth without root or crown fracture.
Class VIII	Fracture of crown en masse and its replacement.
Class IX	Traumatic injuries of primary teeth.(3)

B. CLASSIFICAÇÃO DA OMS

A Organização Mundial de Saúde adoptou a seguinte classificação em 1978, com um número de código correspondente à classificação internacional de doenças:

1. Fratura do esmalte.

2. Fratura da coroa envolvendo esmalte/dentina sem exposição da polpa.

3. Fratura da coroa com exposição da polpa.

4. Fratura da raiz.

5. Fratura da raiz da coroa.

6. Luxação. (Não existe o número 65)

7. Intrusão ou extrusão.

8. Avulsão.

9. Outras lesões, como as dos tecidos moles. (3)

C. POR ANDREASEN (1976)

1. <u>Classificação dos traumatismos nas lesões dos tecidos duros e da polpa.</u>

Isto baseia-se na classificação da OMS.

1. Fratura incompleta.

2. Fratura de coroa não complicada.

3. Fratura complicada da coroa.

4. Coroa e fratura radicular não complicadas.

5. Coroa complicada e fratura da raiz.

6. Fratura da raiz

2. **Lesões dos tecidos periodontais:**

- Concussão.

- Subluxação (afrouxamento).

- Luxação intrusiva (luxação central).

- Luxação extrusiva (luxação periférica, avulsão parcial).

- Luxação lateral.

- Exarticulação (dente avulsionado).

3. **Lesões dos ossos de suporte**

- Cominuição do alvéolo alveolar.

- Falha da parede do alvéolo.

- Fratura do processo alveolar.

- Fratura da mandíbula / maxila.

4. **Lesões da gengiva/mucosa oral:**

- Laceração da gengiva/mucosa oral.

- Contusão da gengiva/mucosa oral.

- Abrasão da gengiva ou da mucosa oral. (3)

A avulsão dentária é uma lesão traumática complexa caracterizada pelo deslocamento completo do dente do seu alvéolo, que causa danos graves aos tecidos de suporte, estruturas vasculares e nervosas, o que requer uma gestão de emergência rápida e correta para um bom prognóstico.(4) É também chamada de "EXARTICULAÇÃO" e "DENTE BLOQUEADO".(5)

- **As caraterísticas clínicas** incluem uma cavidade hemorrágica com dentes em falta.

- **As caraterísticas radiográficas** incluem - cavidade vazia, fracturas ósseas associadas, se a ferida for recente, a lâmina dura é visível, caso contrário está obliterada.

A **prevalência da avulsão de dentes decíduos** tem sido relatada como compreendendo entre 5,8% e 19,4% de todos os tipos de lesões traumáticas na dentição decídua. A variação da prevalência e da incidência apresentadas na literatura reflecte as diferenças locais, as variações ambientais, as diversidades comportamentais, culturais e socioeconómicas, bem como a falta de padronização nos métodos e classificações. O incisivo central primário superior está mais envolvido do que qualquer outro dente, com prevalência de 81,2% (6), seguido pelos incisivos laterais superiores e incisivos centrais inferiores. Há relatos de avulsão de caninos e molares também, mas são extremamente raros. A avulsão de um incisivo primário está frequentemente associada a lesões de luxação nos dentes adjacentes, fratura do osso facial e laceração da gengiva e do lábio circundantes (7).

São possíveis três opções para o tratamento de um incisivo primário avulsionado:

(i)   Nenhum tratamento (ou seja, evitar a replantação),

(ii) Substituição protética do dente perdido e

(iii) Reimplantação do dente avulsionado.

Enquanto as publicações, incluindo estudos in vivo e in vitro, sobre os vários aspectos do reimplante de dentes permanentes avulsionados são abundantes, o reimplante de incisivos decíduos tem recebido apenas uma atenção escassa e superficial na literatura odontológica. Uma pesquisa no PubMed, usando os termos: primary teeth, primary incisors, avulsion, exarticulation, replantation e reposition, e as listas de referência dos artigos encontrados, revelou apenas 16 artigos publicados desde 1925 e um artigo de revisão. Embora alguns capítulos de livros didáticos tenham se relacionado brevemente com a avulsão de dentes decíduos, nenhuma pesquisa foi publicada sobre as taxas de sucesso e os resultados do reimplante de dentes decíduos. (8)

Os livros-texto e artigos relacionados ao tratamento de dentes decíduos avulsionados geralmente rejeitam a idéia de reimplante desses dentes. Alguns autores sugeriram o uso de aparelhos fixos ou removíveis para preencher o espaço criado pela perda precoce dos incisivos decíduos superiores. De acordo com as diretrizes de 2020 para o tratamento de dentes decíduos avulsionados, a Academia Americana de Odontopediatria (AAPD) e a Associação Internacional de Traumatologia Dentária (IADT) recomendaram que se evitasse a reimplantação de dentes decíduos avulsionados devido às seguintes razões

a. A replantação pode causar danos ao sucessor permanente.

b. Risco de aspiração

c. Risco de necrose pulpar e reabsorção radicular externa

d. Anquilose

e. Custos financeiros, consumo de tempo e falta de cooperação das crianças

f. Falta de provas científicas

g. As crianças não têm exigências estéticas. (4)

A falta de diretrizes para o reimplante de dentes decíduos

avulsionados tem resultado em decisões baseadas na intuição e não na discrição. Assim, não existe uma base racional para conclusões sobre a melhor modalidade de tratamento para dentes decíduos avulsionados. No entanto, o protocolo de tratamento para dentes permanentes avulsionados pode ser modificado e adaptado para atender às necessidades específicas dos dentes decíduos. A modificação é necessária devido a várias diferenças e factores a considerar: (i) idades dos pacientes e capacidade das crianças para cooperar e seguir instruções numa idade jovem, (ii) cumprimento das instruções pós-operatórias por parte dos pais, (iii) a natureza temporária da dentição decídua com a tendência inata da raiz dos dentes decíduos para reabsorver e (iv) a proximidade dos dentes decíduos avulsionados aos sucessores permanentes em desenvolvimento.(8)

A prevalência de avulsão de dentes permanentes é observada em 0,5-16% de todas as lesões dentárias. Numerosos estudos demonstraram que esta lesão é uma das mais graves lesões dentárias e o principal objetivo no tratamento de um dente avulsionado é preservar e tratar os tecidos de suporte do dente e reimplantar os dentes avulsionados na dentição permanente. O sucesso da reimplantação depende da saúde geral do paciente, da maturidade da raiz, do tempo que o dente está fora do alvéolo e do meio de armazenamento (IADT GUIDELINE)(4).

Os primeiros casos relatados de reimplantação de dentes arrancados foram registados por **Pare** em 1593. Em 1706, Pierre Fauchard também relatou o reimplante de dentes arrancados. **Wigoper, em 1933**, usou uma tala de ouro fundido para manter os dentes reimplantados no lugar. Em 1959, **Lenstrup e Skieller** declararam que a taxa de sucesso do transplante de dentes arrancados deveria ser considerada um procedimento temporário, pois a taxa de sucesso de menos de 10% era muito baixa (9). Em 1966, num estudo retrospetivo, Andresen teorizou que 90% dos dentes avulsionados poderiam ser retidos com sucesso se fossem reimplantados nos primeiros 30 minutos após o acidente (10). **Em 1974, Cvek** mostrou que a remoção da polpa dentária após o reimplante era necessária para evitar a reabsorção da raiz do dente. Em 1974, Cvek mostrou que o armazenamento de dentes arrancados em soro fisiológico poderia melhorar o sucesso dos dentes reimplantados. Em 1977, **Lindskog et al.** mostraram que a chave para a retenção dos dentes arrancados era manter a vitalidade do ligamento periodontal (11). Em **1980, Blomlof** mostrou que o armazenamento das células do ligamento periodontal num meio biocompatível poderia prolongar o tempo extra oral para quatro horas ou mais. Ele descobriu que o melhor meio de armazenamento era um fluido de investigação médica chamado Hank's Balanced Solution. Neste estudo, descobriu-se por acaso que o leite também podia manter a viabilidade celular durante duas horas. **Em 1981, Andreasen** mostrou que o esmagamento de células na raiz do dente poderia causar a morte das células e levar à reabsorção e à redução do prognóstico. Em 1983, **Matsson et al.** demonstraram que a imersão em Solução Balanceada de Hank durante trinta minutos antes do reimplante podia revitalizar dentes de cão extraídos que estiveram secos durante 60 minutos. Em 1989, foi desenvolvido um dispositivo de armazenamento sistemático para armazenar e preservar de forma óptima os dentes arrancados. Em 1992, **Trope et al.** demonstraram que os dentes de cão extraídos podiam ser armazenados na Solução Equilibrada de Hank durante 96 horas e ainda manter uma vitalidade significativa. Neste estudo, o leite só foi capaz de manter a vitalidade durante duas horas (12).

A incidência de avulsão dentária em crianças em idade escolar varia de 0,5 a 16% de todos os traumatismos dentários. Muitos destes dentes são arrancados durante actividades escolares ou eventos desportivos, como desportos de contacto, futebol, basquetebol e hóquei. Numa revisão sistemática publicada em 2015, verificou-se que os locais mais comuns para a ocorrência de traumatismos dentários são a casa, a escola e depois a rua. O pico de incidência de traumatismo dentário ocorre no grupo etário dos 7-11 anos. Os homens têm três vezes mais probabilidades de sofrer de avulsão dentária do que as mulheres. Os dentes permanentes são mais afectados do que os decíduos (60% vs. 40%, respetivamente). Num estudo realizado em 1298 pacientes com traumas que receberam tratamento numa sala de emergência, 24% incluíam lesões dentárias, das quais dois terços eram avulsões dentárias. (13)

Os factores de risco associados à avulsão são

- Oclusão pós-normal
- Um sobre-jato superior a 4 mm
- Lábio superior curto
- Lábios incompetentes
- Respiração pela boca (14)

A reimplantação é o tratamento recomendado para um dente permanente avulsionado para evitar qualquer lesão adicional ao ligamento periodontal (PDL), a fim de minimizar o risco de reabsorção pós-reimplantação de natureza inflamatória ou de substituição. A reimplantação é o tratamento de eleição, mas nem sempre pode ser efectuada imediatamente. Uma gestão de emergência adequada e um plano de tratamento são importantes para um bom prognóstico. Existem também situações individuais em que a reimplantação não está indicada (por exemplo, cáries graves ou doença periodontal, um doente que não coopera, uma deficiência cognitiva grave que requer sedação, condições médicas graves como a imunossupressão e condições cardíacas graves) que devem ser tratadas individualmente. (15)

A replantação deve ser evitada nos seguintes casos

- Quando a coroa do sucessor permanente ainda não está completamente desenvolvida.

- Crianças com doenças sistémicas que possam agravar o tratamento ou diminuir a sua taxa de sucesso.

- Crianças com perturbações comportamentais cujo cumprimento das instruções pós-operatórias se prevê ser problemático.

- Avulsões múltiplas (sem dentes pilares adjacentes para imobilização).

- Avulsão do fragmento coronal de um dente com fratura radicular.

- Fratura grave do osso alveolar.

- Dente próximo da queda natural.

- Reabsorção radicular devido a trauma anterior. Dentes severamente cariados.

- Reimplantação de incisivos primários avulsionados

- Dentes que tinham PDL infetado antes da avulsão.(8)

Embora a reimplantação possa salvar o dente, é importante perceber que alguns dos dentes reimplantados têm baixa probabilidade de sobrevivência a longo prazo e podem ser perdidos ou condenados à extração numa fase posterior. No entanto, não reimplantar um dente é uma decisão irreversível, pelo que se deve tentar salvá-lo.

2. MEDIDAS DE PRIMEIROS SOCORROS

Os dentistas devem estar preparados para dar conselhos adequados ao público sobre os primeiros socorros para dentes avulsionados.(16-21) Um dente permanente avulsionado é uma das poucas situações reais de emergência em medicina dentária. Para além de aumentar a sensibilização do público através de campanhas nos meios de comunicação social ou outros meios de comunicação, os pais, encarregados de educação e professores devem receber informações sobre como proceder após estas lesões graves e inesperadas. Também podem ser dadas instruções por telefone às pessoas no local da emergência. A reimplantação imediata do dente avulsionado é o melhor tratamento no local do acidente.

Se, por alguma razão, não for possível efetuar o reimplante imediato, existem alternativas como a utilização de diferentes tipos de suportes de armazenamento. Se um dente for avulsionado, certifique-se de que se trata de um dente permanente (os dentes decíduos não devem ser reimplantados) e siga as seguintes instruções recomendadas:(22-24)

1. Manter o doente calmo.
2. Encontre o dente e pegue-lhe pela coroa (a parte branca). Evitar tocar na raiz. Tente recolocá-lo imediatamente no maxilar.
3. Se o dente estiver sujo, lave-o BREVEMENTE (10 segundos) com água fria e corrente ou com leite ou soro fisiológico. Não esfregar, raspar ou utilizar álcool para remover a sujidade.
4. Voltar a plantar o dente no sítio onde estava. Faça-o você mesmo ou deixe que o seu filho o faça. Não é necessário usar muita força. Basta usar os dedos para o reinserir no alvéolo e pedir à criança que morda um lenço para manter o dente em

posição.

5. É importante encorajar o paciente/responsável/professor/outra pessoa a replantar o dente imediatamente no local da emergência.

6. Quando o dente tiver sido recolocado na sua posição original no maxilar, o doente deve morder uma gaze, um lenço ou um guardanapo para o manter no lugar.

7. Se a reimplantação no local do acidente não for possível, ou por outras razões em que a reimplantação do dente avulsionado não seja viável (por exemplo, um paciente inconsciente), coloque o dente, assim que possível, num meio de armazenamento ou transporte que esteja imediatamente disponível no local de emergência.

Isto deve ser feito rapidamente para evitar a desidratação da superfície radicular, que começa a ocorrer em poucos minutos. Por ordem decrescente de preferência, o leite, o HBSS, a saliva (depois de cuspir para um copo, por exemplo) ou o soro fisiológico são meios de armazenamento adequados e convenientes. Embora a água seja um meio pobre, é melhor do que deixar o dente a secar ao ar.

8. O dente pode então ser levado com o paciente para a clínica de emergência.

9. Consultar imediatamente um dentista ou um profissional de medicina dentária.

As lesões dentárias traumáticas ocorrem frequentemente na sociedade e podem ocorrer em casa. O prognóstico final de um dente avulsionado que ocorre numa criança pode depender do conhecimento dos pais sobre as medidas de emergência adequadas. **Namdev et al (2014)** tiveram como objetivo avaliar o nível de sensibilização de uma amostra de pais indianos na gestão de traumatismos dentários. Concluíram que a prevenção e o tratamento de traumatismos dentários devem ser reconhecidos como um importante problema de saúde pública e que devem ser afectados recursos adequados à investigação nesta área. Devem ser implementados programas educativos para melhorar os conhecimentos e a consciencialização dos pais. Uma vez que as lesões dentárias traumáticas ocorrem frequentemente no ambiente escolar. Os professores devem estar conscientes e preparados para prestar um tratamento de emergência adequado.

Al-Asfour et al, em 2008, avaliaram o nível de conhecimento dos pais relativamente à avulsão e reimplantação dentária e avaliaram um folheto simples como uma ferramenta de informação para melhorar esse conhecimento. (25) Um folheto simples pode ser uma ferramenta valiosa para transmitir informações básicas importantes e aumentar o conhecimento sobre avulsão dentária e como os pais devem agir em tal situação, embora existam limitações na transmissão da mensagem para uma compreensão completa.Entre os meios recomendados para o transporte, a saliva é considerada a menos preferida (26), embora tenha sido sugerida com mais frequência (72%) pelos dentistas no presente estudo. A necessidade de urgência no transporte foi indicada por quase metade (48%) dos médicos dentistas deste grupo, que sugeriram o transporte imediato, ou seja, dentro de 30 minutos.(17)

Al-jame et al (2010) estudaram os conhecimentos dos professores de escolas sobre avulsão dentária e primeiros socorros dentários antes e depois de receberem informações sobre dentes avulsionados e reimplante e concluíram que, em muitos casos, os dentes permanentes avulsionados em crianças em idade escolar podem ser salvos por reimplante se os professores aprenderem o que fazer quando um dente é arrancado da cavidade bucal (27). Uma palestra seguida de discussão parece ser um método eficiente para aumentar o conhecimento sobre traumatismo dentário e como ele pode ser tratado. Com esse conhecimento, os professores da escola podem desempenhar um papel importante na preparação e orientação de crianças e pais quando a avulsão dentária ocorre sob trauma.

Foram registadas várias campanhas para salvar o dente arrancado, seguindo algumas medidas de precaução. Uma das campanhas mencionadas abaixo foi realizada pela Sociedade Australiana de Endodontologia no ano de 2012.

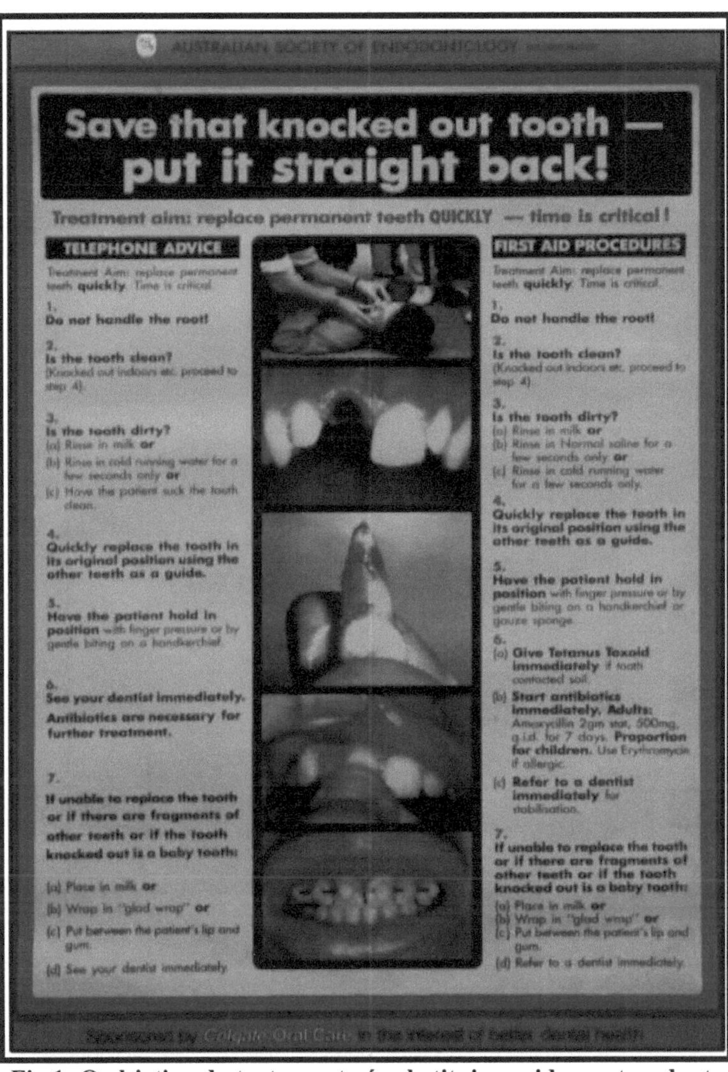

Fig 1- O objetivo do tratamento é substituir rapidamente o dente permanente

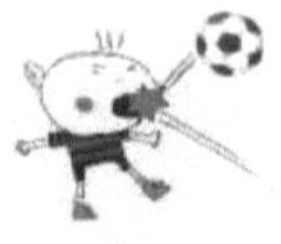
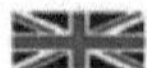
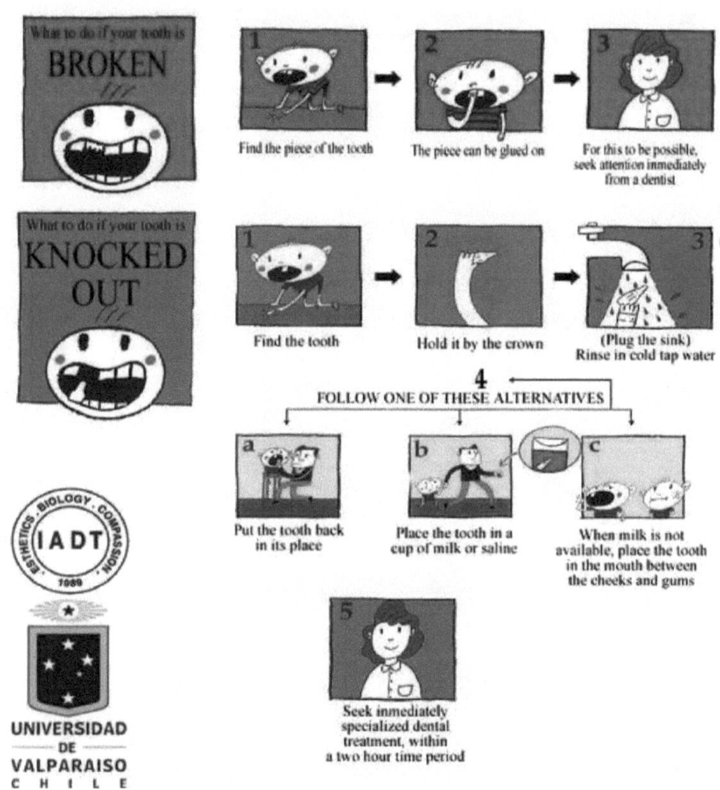

Fig 2- Informação sobre traumatismo dentário para o público, contém informações sobre como prevenir e primeiros socorros em caso de traumatismo dentário publicadas pela IADT

3. AVANÇOS NOS SUPORTES DE ARMAZENAMENTO

Um meio de armazenamento pode ser definido como uma solução fisiológica que replica de perto o ambiente oral para ajudar a preservar a viabilidade das células PDL após a avulsão.(27)

A escolha do meio de armazenamento para a preservação de dentes avulsionados por trauma é importante para o sucesso de um futuro reimplante. A literatura atual menciona vários meios de armazenamento disponíveis e alguns novos meios de armazenamento para dentes avulsionados e a sua potencial manutenção da vitalidade das células do ligamento periodontal.

REQUISITOS IDEAIS DE UM SUPORTE DE ARMAZENAMENTO PARA DENTES AVULSIONADOS

- Possuem caraterísticas antimicrobianas.
- Ser capaz de preservar a viabilidade da PDL celular.
- Ser capaz de manter a viabilidade das fibras periodontais durante um período de tempo aceitável.
- Favorece a capacidade proliferativa das células e deve ter a mesma osmolalidade que a dos fluidos corporais.
- Não reage com os fluidos corporais.
- Não produzir reacções antigénio-anticorpo.
- Reduzir o risco de reabsorção radicular pós-reimplantação ou anquilose.
- Ter um bom prazo de validade.
- Eficaz em diferentes climas e sob diferentes condições.
- Lavar os materiais estranhos e os resíduos tóxicos.

- Ajuda na reconstituição dos metabolitos celulares depletados.(28)

Meios de comunicação convencionais

Foi utilizada uma variedade de meios (água da torneira, soro fisiológico, saliva) e recomendada convencionalmente (leite, HBSS) para ser utilizada como meio de transporte provisório para um dente avulsionado.

> **Água da torneira:**- A água da torneira é um meio de armazenamento inaceitável para dentes avulsionados, devido aos resultados menos desejáveis, pois apresenta contaminação bacteriana, hipotonicidade, pH não fisiológico de 7,4-7,79 e osmolalidade de 30 mOsmol Kg. (29) Blomolf et al. verificaram que a cultura de células PDL humanas em água da torneira durante 1 h causou mais danos às células PDL do que os outros meios de armazenamento fisiológicos e não fisiológicos testados. Por conseguinte, a sua utilização deve ser limitada aos casos em que a duração extra-alveolar é menor. (30)

> **Solução Salina Normal [S.N.]** :- A S.N. é uma solução de cloreto de sódio a 0,09% p/v e uma osmolaridade de 280 mOsm/kg, e apesar de ser compatível com as células da PDL, carece de nutrientes essenciais como magnésio, cálcio e glucose necessários às necessidades metabólicas normais das células da PDL(31) .Pileggi et al. realizaram um estudo para avaliar a viabilidade das células da PDL pós-traumática em salina e verificaram que 55% das células vivas após 4 horas de armazenamento e 20% de mortalidade das células após 45 minutos de

armazenamento(32).

- ➢ **Saliva Humana**:- a saliva é utilizada como meio de armazenamento devido à sua fácil disponibilidade. Tem um pH de 7,4-7,79 e uma osmolaridade de 30 mOsmol Kg. Esta osmolaridade hipertónica leva à lise celular e a taxas mais elevadas de reabsorção de substituição.(33) Também causa inchaço e danos na membrana das células do PDL do dente avulsionado se armazenada durante 2-3 h. A saliva pode ser usada como meio de armazenamento por um curto período, uma vez que pode haver danos na célula do PDL se usada durante mais de uma hora. Apesar de ser fácil e facilmente disponível, a saliva não é considerada um meio de transporte provisório eficaz. A literatura recente indica que a saliva pode não ser um meio de transporte adequado para os dentes avulsionados devido à sua osmolaridade não fisiológica e à presença de microorganismos.(34)

- ➢ **Leite Pasteurizado :-** Devido à sua osmolaridade fisiológica e valor nutritivo, o leite é considerado um meio de transporte provisório aceitável para os dentes avulsionados. A sua eficácia clínica é considerada equivalente ao HBSS para manter a vitalidade das células PDL de um dente avulsionado por um período de tempo prolongado (até 6 h)(35,36). Marino et al. realizaram um estudo para determinar a capacidade do leite de longa duração para servir como meio de armazenamento temporário para a manutenção da viabilidade das células PDL em dentes avulsionados, o que mostra que o leite com baixo teor de gordura e o leite refrigerado apresentaram melhores resultados na manutenção da viabilidade das PDL durante um período de tempo mais longo. No entanto, a principal desvantagem é a presença de antigénios que podem interferir com o processo de recolocação.

Avanços nos suportes de armazenamento

No passado, foram efectuados vários estudos sobre diferentes meios de avulsão, mas nenhum deles preenche os requisitos ideais. Foi realizada uma vasta gama de investigação para estudar a eficácia dos meios de armazenamento disponíveis e mais recentes, como o própolis, a água de coco, o aloé vera e o sumo de romã.

> **Solução salina equilibrada de Hank (HBSS):-** A HBSS foi introduzida por Hanks em 1975 como uma solução para a preservação da cultura de tecidos. Entre todos os meios de armazenamento, o HBSS é considerado o padrão-ouro e é frequentemente utilizado como meio de referência para deduzir a eficácia clínica de outros meios.(37) A Academia Americana de Endodontia aceitou o HBSS como um meio aceitável para os dentes avulsionados devido à sua capacidade de manter a vitalidade e a capacidade proliferativa do PDL durante um período de tempo prolongado (até 48 h)(38). Contém cloreto de sódio, D-glucose, potássio, cloreto de cálcio e sulfato de magnésio anidro. O seu pH (7,4) e a sua osmolaridade (280 mOsmol/kg) são ideais. Pode preservar as células e os tecidos durante 24 horas. Pode manter a viabilidade das células PDL durante várias horas com uma taxa de sucesso de 90%. O HBSS está marcado como Save-A-Tooth (Save-A-Tooth; Phoenix-Lazerus Inc., Pottstown, PA, EUA), para manter a viabilidade das células PDL. Infelizmente, o HBSS não é amplamente utilizado na Índia porque não está prontamente disponível.(39)

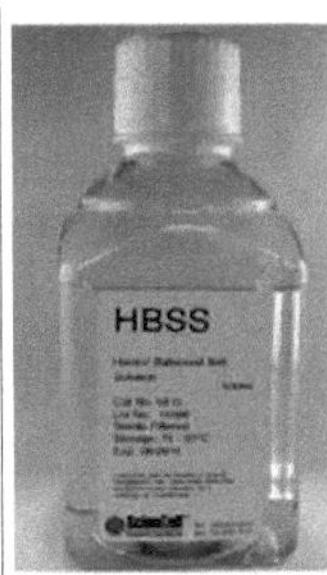

Fig-3 - Solução salina equilibrada de Hank (HBSS)

> **Própolis** :-A Própolis é uma resina pegajosa obtida principalmente dos rebentos de algumas árvores coníferas, um produto antibacteriano e anti-inflamatório da colmeia. A própolis tem propriedades anti-sépticas, antibióticas, antibacterianas, antifúngicas, antivirais, antioxidantes, anticarcinogénicas, antitrombóticas e imunomoduladoras.(39) **Mori et al.** [40,41] realizaram um estudo para avaliar a própolis como meio de armazenamento para os dentes avulsionados e concluíram que a eficácia do meio aumentava se fosse mantido durante 6 h, porque o contacto com o produto é benéfico para a manutenção das células. Ahangari et al. realizaram um estudo para comparar o número de células viáveis em 1 h e 3 h após o armazenamento em 10% de própolis, 50% de própolis, leite, clara de ovo e HBSS. Observaram que foi encontrado um número significativamente maior de células PDL viáveis na própolis, em comparação com os outros grupos experimentais. Não foi encontrada diferença significativa entre o desempenho da concentração de 10% e 50% de própolis.(42) **Gjerston et al.** realizaram um estudo para avaliar o efeito da própolis na proliferação e apoptose de

fibroblastos de PDL e descobriram que a própolis diminuiu os níveis apoptóticos de fibroblastos de PDL e a atividade das células PDL quando comparada com HBSS. (43)

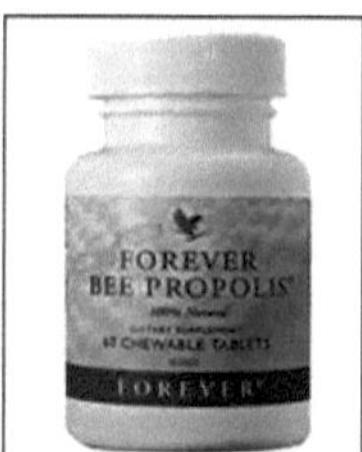

Fig.4 - Própolis

Água de coco :- A água de coco é biologicamente pura e estéril. É rica em aminoácidos, minerais e vitaminas. Sabe-se que possui propriedades regenerativas e antioxidantes. Os meios de armazenamento com propriedades antioxidantes podem ser mais eficazes em manter a viabilidade das PDL (33). A atividade da água de coco depende da concentração. A água de coco 100% concentrada é um meio de armazenamento mais eficaz do que a água de coco 50% diluída. A água de coco de frutos maduros tem um melhor desempenho do que a de frutos jovens. A água de coco pode ser usada para armazenar dentes avulsionados por um período de tempo relativamente mais longo (45 minutos). Em um relatório de **thomas et al.**, se o dente for reimplantado dentro de 15 minutos, o HBSS é o meio de armazenamento mais eficaz, e entre 15 e 120 minutos, é equivalente à água de coco.(44) **Silva et al.** compararam o efeito citotóxico da água de coco com leite integral, HBSS e água da torneira, usando análise de citotoxicidade multiparamétrica empregando células 3T3. Concluíram que a água de coco e o HBSS apresentaram menor citotoxicidade. Devido às suas propriedades superiores, a água de coco pode ser defendida como um meio de armazenamento viável.(45)

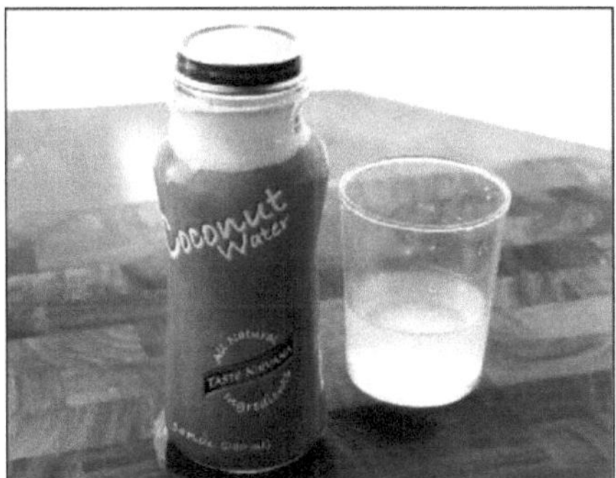
Fig.4- Água de coco

Ácido ascórbico :- A adição de ácido ascórbico a linhas celulares osteoblásticas pode estimular a produção de colagénio de tipo I, seguida da expressão de um marcador específico associado a fenótipos osteoblásticos, como a fosfatase alcalina (ALP) e a osteocalcina. O ácido ascórbico aumenta a atividade da ALP, que foi necessária para a ligação das células PDL ao colagénio de tipo I através da integrina 2 beta 1, cuja expressão foi novamente aumentada pelo ácido ascórbico. Como a produção de colagénio tipo I é considerada um processo inicial na diferenciação das células PDL, pode servir como um potencial meio de armazenamento.(39)

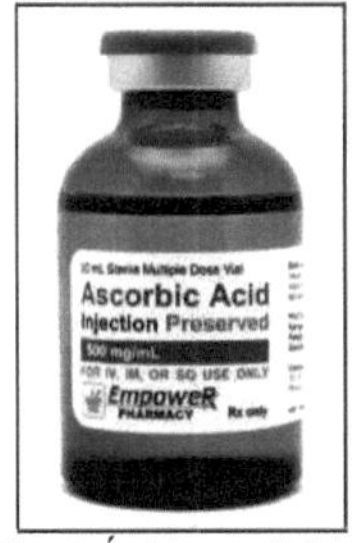
Fig.5 Ácido ascórbico

Fator de crescimento:- A utilização de factores de crescimento polipeptídicos, que funcionam como um potente mediador biológico que regula numerosas actividades da cicatrização de feridas, tem sido sugerida para a promoção da regeneração do PDL. Lynch et al. demonstraram que a aplicação a curto prazo de uma combinação de fator de crescimento derivado de plaquetas e fator de crescimento semelhante à insulina pode aumentar a formação do aparelho de fixação periodontal em 5-10 vezes durante a fase inicial da cicatrização de feridas. (46)

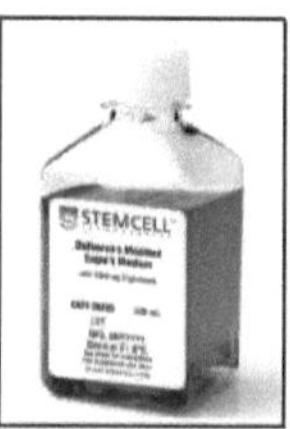

Fig.6. Células estaminais

Leite em pó: - Esta é a recente adição de substitutos do leite e produtos que demonstraram manter a viabilidade das células PDL e foi proposto como um meio de transporte favorável. O leite em pó é uma das formas de apresentação do leite bovino e é considerado como um meio viável em caso de reimplante dentário tardio.(47)

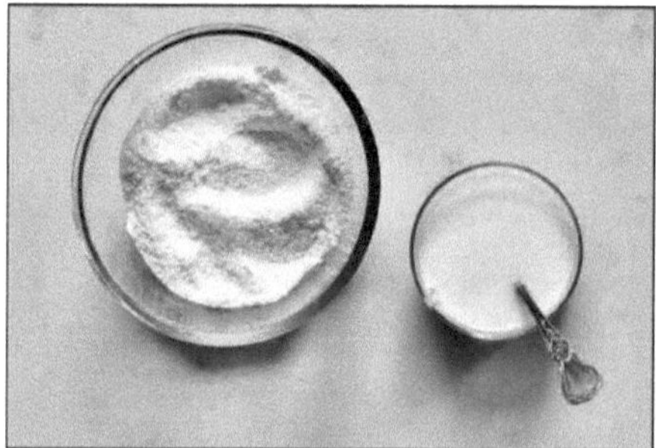

Fig.7 - Leite em pó

Clara de ovo:- A albumina de ovo é considerada uma boa escolha devido ao seu elevado teor de proteínas, vitaminas, água, ausência de contaminação microbiana e fácil acesso. Demonstrou uma melhor viabilidade celular e uma incidência significativamente mais elevada de cicatrização da PDL em comparação com o leite e uma viabilidade celular equivalente à do HBSS.(48) A clara de ovo tem um pH de 8,6-9,3 e a sua osmolaridade é de 258 mOsmol/kg. A clara de ovo foi considerada o meio mais adequado porque não houve diferença significativa entre a clara de ovo e o leite nos tempos de armazenamento de 1, 2, 4, 8 e 12 h na viabilidade celular(49). É considerada uma boa opção de meio de armazenamento para dentes submetidos a reimplante tardio devido ao seu alto teor de proteínas, vitaminas e água, ausência de contaminação microbiana e fácil acesso. Alguns estudos demonstraram maior cicatrização da PDL quando comparada com o leite. Pode armazenar dentes avulsionados por até 10 horas[50].

Extrato de chá verde :- O chá verde é uma bebida consumida em todo o mundo. Tem inúmeros benefícios para a saúde que podem ser atribuídos à presença de polifenóis[51]. O chá disponível comercialmente está facilmente disponível no local do acidente. Por conseguinte, é testado em como meio de armazenamento. A epigalocatequina-3-galato (EGCG) é um dos principais polifenóis do chá verde, com actividades antioxidantes, anticarcinogénicas, antimutagénicas, anti-inflamatórias, antimicrobianas e antivirais. De acordo com Adans et al.,[24] o EGCG pode ser utilizado adequadamente como meio de armazenamento, com um potencial mais elevado do que o HBSS para promover uma reimplantação favorável. Hwang et al. [52] e Jung et al. [53] relataram excelentes resultados com o chá verde, com a manutenção de 90% da viabilidade celular por até 24 horas, semelhante ao controle com HBSS. Jung et al. [53] também relataram que quanto maior a concentração do extrato, mais eficiente é o meio.

Aloé Vera :- A. vera é uma planta de cato que pertence à família Liliaceae. O gel interno de A. vera tem a questão do período seco. O período seco deve ser o mais curto possível, e seria melhor se se conseguisse uma replantação imediata [54]. [54] De facto, nem sempre é possível replantar o dente imediatamente, pelo que surge a necessidade de meios de armazenamento. O atraso na reimplantação pode variar de alguns minutos a horas, como em casos de acidentes, emergências e indisponibilidade de dentistas, pelo que é necessário um meio de armazenamento que possa manter a viabilidade das células PDL durante um longo período[55]. Num estudo efectuado por Badakhsh et al.[56], foi revelado que a A. vera numa concentração de 10%, 30% e 50% teve um desempenho semelhante como meio de cultura suplementado até 9 h. A A. vera nesta concentração manteve a viabilidade celular acima de 90% e foi superior à A. vera a 100% e à clara de ovo. Recomendaram a A. vera como meio de armazenamento adequado para dentes avulsionados.

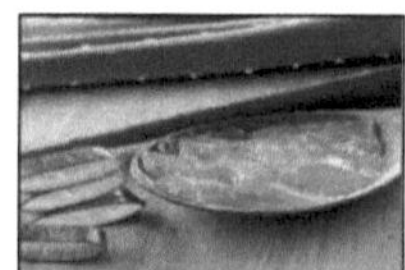

Amoreira vermelha :- Os frutos da amoreira são utilizados medicinalmente como agente desparasitante, como remédio para a disenteria, como laxante, odontalgico, expetorante, hipoglicémico e emético. Ozan et al. [30] compararam quatro concentrações diferentes de Myrmica rubra (4%, 2,5%, 1,5% e 0,5%) com HBSS e água da torneira a 1 h, 3 h, 6 h, 12 h e 24 h para verificar o efeito na viabilidade da PDL. Recomendaram a amoreira como um meio de armazenamento para os dentes avulsionados. Concluíram que o número de células PDL viáveis era significativamente elevado quando um dente avulsionado era armazenado numa solução concentrada de M. rubra a 4,0%, em comparação com outras concentrações[57].

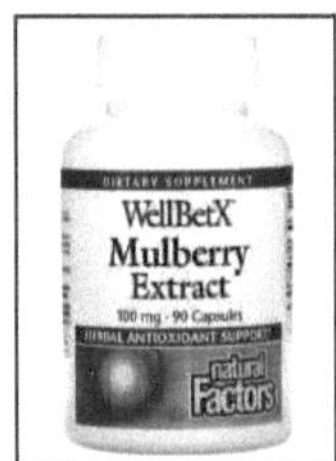

Fig.9- Extrato de amoreira

Sumo de romã :- Na medicina ayurvédica, a romã é considerada como "uma farmácia em si mesma". É um fruto extraordinário com um poder medicinal completo contido no seu sumo, casca e sementes. Tem potentes propriedades antioxidantes, anticarcinogénicas e anti-inflamatórias. Tavassoli et al. [58] concluíram no seu estudo que a romã afecta a proliferação de células de fibroblastos. Este efeito proliferativo é encontrado durante 1 h a concentrações mais baixas de 1% e 2,5%, mas a concentrações de 5% e 7,5%, é exibido um efeito proliferativo geral. Também promove uma forte fixação das células. O sumo de romã e o HBSS podem preservar a morfologia fusiforme da fibra periodontal durante 24 horas após o armazenamento. Por conseguinte, pode ser um bom meio de armazenamento. É necessária mais investigação para avaliar a eficácia do sumo de romã.

Emdogain

O Emdogain (Biora, Malmo, Suécia) é um derivado comercial da matriz do esmalte (EMD) extraído do esmalte embrionário em desenvolvimento de origem porcina e contém várias proteínas de matriz. Pode influenciar a migração, a fixação, a capacidade proliferativa e a atividade biossintética das células PDL. 5 Também tem sido utilizado na terapêutica anti-ressortiva-regenerativa, juntamente com glucocorticóides tópicos e doxiciclina sistémica. Foi demonstrado que a utilização de emdogain aumenta a incidência de PDL cicatrizado quando este gel é aplicado na superfície da raiz do dente avulsionado e/ou inserido diretamente no alvéolo alveolar antes da implantação. Também ajuda a prevenir ou retardar a reabsorção radicular e a anquilose. (59)

No entanto, não é possível tirar conclusões definitivas sobre a eficácia da aplicação de EMD na cicatrização de dentes permanentes replantados[59] e autotransplantados, devido à falta de ensaios clínicos controlados e aleatórios. (60)

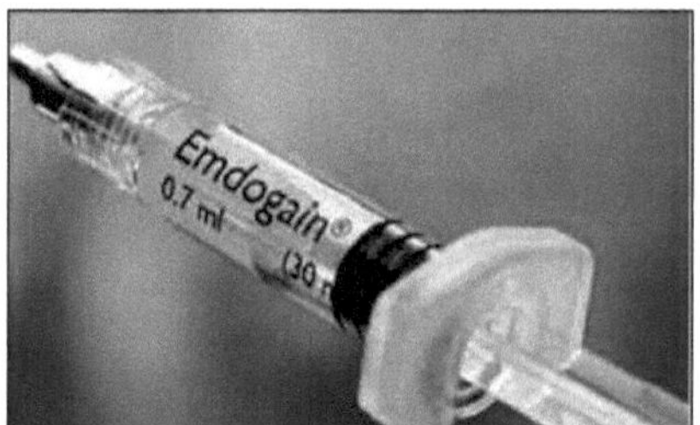

Fig.10 - Emdogain

Viaspan

O ViaSpan é uma solução estéril, não pirogénica, de cor amarela clara a clara, com uma osmolalidade calculada aproximada de 320 mosmol kg-1 e um pH de cerca de 7,4 à temperatura ambiente. Esta composição é, portanto, consistente com a de uma solução intracelular. Trata-se de um meio de armazenamento muito eficaz. A morfologia das células PDL permanece inalterada no meio, proporcionando uma pressão óptima para o crescimento celular. O ViaSpan mostra uma superioridade a longo prazo em relação ao HBSS e. As deficiências do ViaSpan prendem-se com o facto de ter de ser refrigerado, de ter um custo elevado e de não estar facilmente disponível para o público em geral. (61) O Viaspan clear é o meio mais eficaz, com 37,6% de fibroblastos vitais após 168 horas de armazenamento. (62) De um modo geral, o Viaspan é considerado um meio próximo do ideal, mas tem de ser refrigerado, tem um custo elevado e não está facilmente disponível para o público em geral, o que dificulta a sua utilização.

Tooth Rescue Box Dentosafe (Miradent, Alemanha) é o nome comercial de uma caixa de salvamento de dentes que contém um meio especial de cultura de células que é uma combinação de aminoácidos, vitaminas e glucose. Nos EUA, é comercializada como EMT tooth saver (Phoenix, EUA). Demonstrou a manutenção da vitalidade das células PDL durante 48 horas à temperatura ambiente. Se não for aberto, este meio tem um prazo de validade de 3 anos. O uso deste sistema é auto-explicativo e simples de entender para leigos[63]. Os dentes avulsionados podem ser armazenados na caixa de salvamento de dentes por um período mais longo, e sua disponibilidade precoce pode resultar em um excelente prognóstico de cura após o reimplante[64].

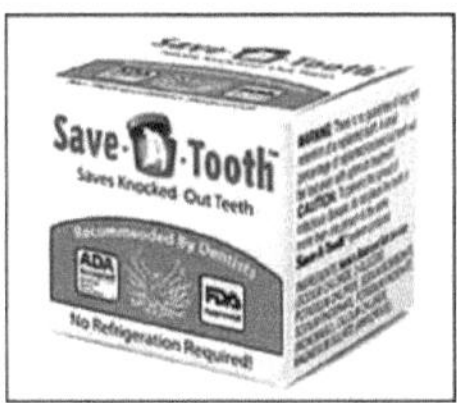

Fig.11 Caixa de resgate de dentes

O sucesso da reimplantação do dente avulsionado é influenciado por vários factores, como a largura e o comprimento do canal radicular, o grau de danos durante a avulsão e a reimplantação e os meios de armazenamento. No entanto, um meio de armazenamento adequado pode ajudar a manter a viabilidade das células PDL e pode levar ao sucesso da reimplantação de dentes avulsionados. Nenhum dos meios de armazenamento cumpre completamente as propriedades ideais. Foi demonstrado que todos os meios de armazenamento perdem a sua eficácia clínica com o tempo. A água da torneira, a saliva e a solução salina devem ser evitadas para o armazenamento de dentes avulsionados porque não oferecem qualquer benefício para a cicatrização. Embora a HBSS, caixa de resgate de dentes, tenha um grande potencial para manter as células PDL num estado viável após a avulsão, os aspectos práticos da utilização desta solução e a falta de disponibilidade imediata para o público em geral tornam-na menos do que ideal. Os produtos naturais são mais eficazes na manutenção da viabilidade das células PDL do que os produtos sintéticos. Os produtos naturais, como a água de coco, o leite e o própolis, podem atuar como meios de armazenamento adequados devido à sua relação custo-eficácia e ao seu potencial para manter a viabilidade das células PDL durante períodos mais longos. Além disso, os produtos naturais estão facilmente disponíveis no local da lesão, o que pode melhorar o prognóstico do dente avulsionado e do reimplante.

4. AVANÇOS EM ANESTESIA

A competência mais importante exigida a todos os médicos dentistas é a capacidade de fornecer anestesia local (AL) segura e eficaz. A injeção de anestésico local é talvez a maior fonte de medo do paciente [65] e a incapacidade de obter um controlo adequado da dor com o mínimo de desconforto continua a ser uma preocupação significativa dos dentistas [66]. A obtenção de uma boa anestesia local requer conhecimento dos agentes utilizados, da neuroanatomia envolvida e das melhores técnicas e dispositivos disponíveis. Os agentes e os equipamentos de administração de anestésicos disponíveis atualmente fornecem ao médico uma série de opções para gerir eficazmente a dor associada aos procedimentos dentários.

O melhor tratamento para um dente avulsionado é o reimplante imediato no local do acidente, que geralmente não é doloroso. Embora a anestesia local não esteja disponível quando os dentes são reimplantados no local da lesão, uma vez que o paciente chega a uma instalação dentária ou médica, o controlo da dor por meio de anestesia local é sempre recomendado[67]. **Wan-Sik Chu et al** estudaram o efeito da anestesia local no fluxo sanguíneo pulpar em dentes mecanicamente estimulados e concluíram que a infiltração local reduz eficazmente o aumento do PBF causado pela preparação da cavidade[68].

A adição de um vasoconstritor a um anestésico local potencia e prolonga o efeito anestésico. Os anestésicos locais contendo vasoconstritores, como a lidocaína a 2% com epinefrina 1:100.000, são utilizados em medicina dentária para induzir anestesia profunda. No entanto, é possível que estes agentes sejam capazes de alterar o fluxo sanguíneo pulpar[69].

Olgart e Gazelius (1977) relataram que a injeção supraperiosteal de lidocaína contendo epinefrina na área apical do dente causou a cessação quase completa do fluxo sanguíneo na polpa[70]. **Hellner (1927)** sugeriu que uma redução acentuada no fluxo sanguíneo pulpar resultante da anestesia dentária poderia resultar em lesão tecidual[71]. Apesar da importância da anestesia local na prática odontológica, pouco se sabe sobre o efeito dos agentes anestésicos locais na hemodinâmica da polpa dentária[71].

Existem preocupações quanto ao facto de existirem riscos de comprometer a cicatrização através da utilização de um vasoconstritor na solução anestésica. A vasoconstrição reduz o volume ou o espaço no interior do

vasos sanguíneos afectados. Quando o volume dos vasos sanguíneos diminui, o fluxo sanguíneo também diminui. Ao mesmo tempo, a resistência ou força do fluxo sanguíneo aumenta. Isto provoca um aumento da tensão arterial.

Lorenzo Mordini afirmou na sua revisão intitulada "Desporto e Traumatologia Dentária: Soluções Cirúrgicas e Prevenção" que a anestesia local deve ser administrada em alvéolos dentários avulsionados, se necessário, e de preferência sem vasoconstritor para manter a vascularização [72]. [72] No entanto, há pouca evidência para apoiar a omissão de um vasoconstritor na região oral e maxilofacial.

A anestesia regional (por exemplo, bloqueio do nervo infra-orbital) pode ser considerada como uma alternativa à anestesia por infiltração em casos de lesões mais graves e deve ser determinada pela experiência do médico em administrar tais injecções de bloqueio[73,74].

O nervo infra-orbital fornece inervação sensorial à pálpebra inferior, à face lateral do nariz, ao lábio superior, ao incisivo superior, ao canino, aos pré-molares e à raiz mesiovestibular do primeiro molar no lado ipsilateral da face. O bloqueio do nervo infra-orbital anestesia os nervos alveolares maxilares anterior e médio, palpebral inferior, nasal lateral e labial superior. Inclui também os incisivos, caninos e pré-molares superiores, bem como o seu suporte ósseo vestibular e os tecidos moles que os cobrem. Por fim, inclui a raiz mesiovestibular do primeiro molar superior, parte do seio maxilar e do nariz.O bloqueio sensitivo do nervo infraorbitário pode ser efectuado por via intra-oral ou por via extra-oral[75-77].

Anatomia relevante do bloqueio do nervo alveolar inferior

O bloqueio do nervo infra-orbital (BNI) é frequentemente realizado na população pediátrica para o tratamento de lesões labiais. Para realizar o BNI, seja pela abordagem transcutânea ou intra-oral, a localização do forame infra-orbital (FIO) deve ser reconhecida primeiro. O reconhecimento da localização do FIO pode ajudar a otimizar a anestesia e ajudar na prevenção de lesões iatrogénicas, incluindo a punção do seio maxilar e a penetração do globo[78].

Vários estudos anatómicos relativos à localização do FIO foram realizados na população adulta; no entanto, apenas alguns examinaram a localização do FIO na população pediátrica.Devido às diferenças na estrutura facial entre as populações adulta e pediátrica, muitos dos métodos utilizados para identificar o FIO em adultos, como a localização do FIO em relação aos dentes maxilares, não se traduzem bem na população pediátrica - não só devido à falta de erupção dentária em pacientes muito jovens, mas também porque as patologias pediátricas comuns, como a fenda labial com fenda palatina concomitante, estão, pela sua natureza, a perturbar o desenvolvimento normal do rebordo alveolar[79].

Um estudo recente, analisando 887 forames infra-orbitais de 518 crânios adultos craniofacialmente diversos, identificou um novo meio de localizar o forame infraorbitário utilizando os marcos cranianos nasospinale (NS) e jugale (J) como pontos de referência. O estudo revelou que o FIO estava localizado diretamente no ponto médio entre os pontos de referência NS e J em aproximadamente um terço dos lados e, da mesma forma, diretamente superior ao ponto médio em aproximadamente um terço dos lados. Em média, o ponto médio estava localizado a 2,1 mm do FIO (média) com uma moda de 0 mm (266:887; 30%). Além disso, o ponto médio foi quase sempre localizado ao nível ou abaixo do FIO (873:887; 98,4%). Embora o método de localização do FIO acima mencionado possa ser clinicamente promissor em adultos, não foi investigado na população pediátrica[75].

Uma vez determinada a localização do forame infraorbitário, uma agulha é avançada através da pele diretamente em direção ao forame infraorbitário ou através da boca ao nível do incisivo na margem da mucosa alveolar/bucal no plano subsulcal. Embora sejam normalmente utilizadas medidas clínicas para localizar o forame, incluindo a palpação da incisura infra-orbitária e a correlação do forame infraorbitário com a localização do ponto médio da pupila, a localização do forame infraorbitário apenas por exame clínico pode, por vezes, ser difícil.

Indicação do bloqueio do nervo infra-orbital

Os bloqueios nervosos são úteis quando é necessário reparar uma ferida numa grande área que é inervada por um nervo. Também são úteis quando a infiltração local da ferida pode não ser possível ou pode resultar em danos ou distorção dos tecidos. Outras indicações incluem o encerramento de feridas, procedimentos dentários, alívio da dor, desbridamento e contraindicação para anestesia geral[76].

Contraindicação

As contra-indicações incluem infeção no local da injeção, alergia a agentes anestésicos, distorção dos pontos anatómicos e feridas que envolvam áreas inervadas por vários nervos.

Complicações

Quebra da agulha - Para evitar este problema, não dobrar a agulha antes da inserção e não inserir a agulha até à sua profundidade máxima.

Dispositivos de administração de anestesia local

Embora Cook tenha inventado a seringa dentária moderna há quase 150 anos, só recentemente é que os sistemas de administração de anestésicos conheceram grandes inovações[77]. Embora a seringa de aspiração tradicional continue a ser o método mais comum de administração de anestésicos locais, foram desenvolvidas novas tecnologias que podem ajudar o dentista a proporcionar um maior alívio da dor com uma dor de injeção reduzida e efeitos adversos mínimos.

Esta secção abordará os dispositivos vibrotácteis, os sistemas de administração de anestésicos locais controlados por computador (CCLAD), os injectores de jato, as seringas dentárias de segurança e os dispositivos para anestesia intra-óssea (IO).

Tamponamento do pH da anestesia local

Os recentes avanços técnicos tornaram prática a alcalinização dos cartuchos de anestésico dentário no consultório, imediatamente antes da injeção. A alcalinização acelera o início da analgesia e reduz a dor da injeção, tornando a ciência de tamponar o anestésico local digna de consideração pelos dentistas interessados numa anestesia mais rápida, mais eficiente e mais previsível, bem como mais confortável para o paciente. As recomendações clínicas para os profissionais são para tamponar o cartucho imediatamente antes de administrar a injeção e para tamponar cada injeção[78].

Tendências futuras

Uma área de interesse futuro é a possibilidade de desenvolvimento de novos dispositivos e técnicas melhorados para conseguir uma anestesia profunda. Um spray nasal que demonstrou anestesiar os seis dentes anteriores superiores deverá ser testado num ensaio de fase 3 da FDA, que avaliará a eficácia do spray em comparação com o atual tratamento "padrão ouro" - injecções de anestesia dolorosas. O micro vibrador de seringa (SMV), um novo dispositivo que está a ser introduzido na medicina dentária para aliviar a dor e a ansiedade das injecções intra-orais[79].

Os anestésicos locais fizeram um grande avanço na medicina dentária e alteraram em grande medida as perspectivas dos doentes relativamente aos procedimentos dentários. Ainda há espaço para o aperfeiçoamento de técnicas indolores na administração de anestésicos locais. É importante que os clínicos estejam familiarizados com todos os dispositivos e técnicas de anestesia local disponíveis para procedimentos dentários, de modo a explorá-los da melhor forma

5. AVANÇOS NAS DIRECTRIZES DE TRATAMENTO EM ÁPICES ABERTOS E FECHADOS

A escolha do tratamento está relacionada com a maturidade da raiz (ápice aberto ou fechado) e a condição das células do ligamento periodontal (PDL). A condição das células do PDL depende do tempo fora da boca e do meio de armazenamento em que o dente avulsionado foi mantido. Minimizar o tempo de secagem é fundamental para a sobrevivência das células do PDL. Após um tempo de secagem extra-alveolar de 30 minutos, a maioria das células PDL não é viável[80]. [80] Por esta razão, é muito importante obter informações sobre o tempo de secagem do dente antes da reimplantação ou antes de ser colocado num meio de armazenamento, como parte do historial. Do ponto de vista clínico, é importante que o clínico avalie a condição das células PDL, classificando o dente avulsionado num dos três grupos seguintes antes de iniciar o tratamento:

1. As células PDL são provavelmente viáveis. O dente foi reimplantado imediatamente ou num espaço de tempo muito curto (cerca de 15 minutos) no local do acidente.

2. As células PDL podem estar viáveis, mas comprometidas. O dente foi mantido num meio de armazenamento (por exemplo, leite, HBSS (Save-a-Tooth ou produto semelhante), saliva ou soro fisiológico, e o tempo total de secagem extra-oral foi <60 minutos).

3. É provável que as células PDL não sejam viáveis. O tempo total de secagem extra-oral foi superior a 60 minutos, independentemente de o dente ter sido armazenado num meio ou não.

Estes três grupos fornecem orientações ao dentista sobre o prognóstico do dente. Embora ocorram excepções ao prognóstico, o tratamento não será alterado, mas pode orientar as decisões de tratamento do dentista

<u>Diretrizes de tratamento para dentes permanentes avulsionados com um ápice fechado</u>

- ◆ **O dente foi reimplantado no local da lesão ou antes da chegada do paciente à clínica dentária:**

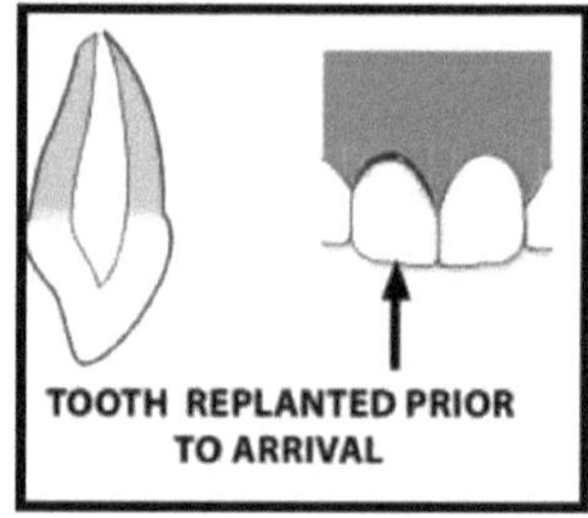

1. Limpar a zona lesionada com água, soro fisiológico ou clorhexidina.

2. Verificar a posição correta do dente reimplantado, tanto clínica como radiograficamente.

3. Deixar o(s) dente(s) no lugar (exceto se o dente estiver mal posicionado; o mau posicionamento deve ser corrigido com uma ligeira pressão digital)

4. Administrar anestesia local, se necessário, e de preferência sem vasoconstritor.

5. Se o(s) dente(s) tiver(em) sido recolocado(s) no encaixe errado ou rodado(s), considere reposicionar o(s) dente(s) no local correto até 48 horas após o incidente

traumático .

6. Estabilize o dente durante 2 semanas utilizando uma tala passiva flexível, como um fio com um diâmetro até 0,016" ou 0,4 mm32 colado ao dente e aos dentes adjacentes. Mantenha o compósito e os agentes de ligação afastados dos tecidos gengivais e das áreas proximais. Em alternativa, pode ser utilizada linha de pesca de nylon (0,13-0,25 mm) para criar uma tala flexível, utilizando compósito para a colar aos dentes. Os splints de nylon (linha de pesca) não são recomendados para crianças quando existem apenas alguns dentes permanentes para estabilização do dente traumatizado.

Esta fase de desenvolvimento pode resultar no afrouxamento ou perda da tala. Em casos de fratura alveolar ou do maxilar associada, está indicada uma tala mais rígida que deve ser deixada no local durante cerca de 4 semanas[81].

7. Suturar as lacerações gengivais, se existirem.

8. Iniciar o tratamento do canal radicular no prazo de 2 semanas após a reimplantação

9. Administrar antibióticos sistémicos.

10. Verificar o estado do tétano.

11. Fornecer instruções pós-operatórias.

12. Seguimento. [82]

◆ **O dente foi mantido num meio de armazenamento fisiológico ou armazenado em condições não fisiológicas, com o tempo de secagem extra-oral inferior a 60 minutos.**

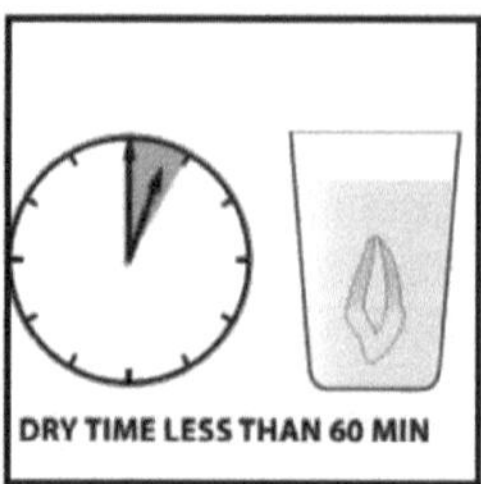

Os meios de armazenamento fisiológico incluem meios de cultura de tecidos e meios de transporte de células. Exemplos de meios com osmolalidade equilibrada são o leite e a solução salina equilibrada de Hanks (HBSS).

1. Se houver contaminação visível, enxaguar a superfície da raiz com um jato de soro fisiológico ou meio com osmolalidade equilibrada para remover detritos grosseiros.

2. Verificar se o dente avulsionado tem detritos à superfície. Remova quaisquer detritos agitando-o suavemente no meio de armazenamento. Em alternativa, pode ser utilizado um jato de soro fisiológico para enxaguar brevemente a sua superfície.

3. Colocar ou deixar o dente num suporte de armazenamento enquanto se faz o historial, se examina o doente clínica e radiograficamente e se prepara o doente

para o reimplante.

4. Administrar anestesia local, de preferência sem vasoconstritor[83].

5. Irrigar o alvéolo com solução salina esterilizada.

6. Examinar a cavidade alveolar. Se existir uma fratura da parede do alvéolo, reposicionar o fragmento fracturado na sua posição original com um instrumento adequado.

7. A remoção do coágulo com um jato de soro fisiológico pode permitir um melhor reposicionamento do dente.

8. Reimplante o dente lentamente com uma ligeira pressão digital. Não deve ser utilizada força excessiva para reimplantar o dente na sua posição original.

9. Verificar a posição correta do dente replantado, tanto clinicamente como radiograficamente.

10. Estabilize o dente durante 2 semanas utilizando um fio passivo e flexível com um diâmetro até 0,016" ou 0,4 mm. Mantenha o compósito e os agentes de ligação afastados dos tecidos gengivais e das áreas proximais.

Em alternativa, pode ser utilizada linha de pesca de nylon (0,13-0,25 mm) para criar uma tala flexível, utilizando compósito para a colar aos dentes. As talas de nylon (linha de pesca) não são recomendadas para crianças quando existem poucos dentes permanentes, uma vez que a estabilização do dente traumatizado pode não ser garantida.

Em casos de fratura alveolar ou do maxilar associada, é

indicada uma tala mais rígida, que deve ser deixada no local durante cerca de 4 semanas.

11. Suturar as lacerações gengivais, se existirem.

12. Iniciar o tratamento do canal radicular no prazo de 2 semanas após a reimplantação

13. Administrar antibióticos sistémicos[84].

14. Verificar o estado do tétano.

15. Fornecer instruções pós-operatórias.

16. Acompanhamento.

◆ Tempo de secagem extra-oral superior a 60 minutos

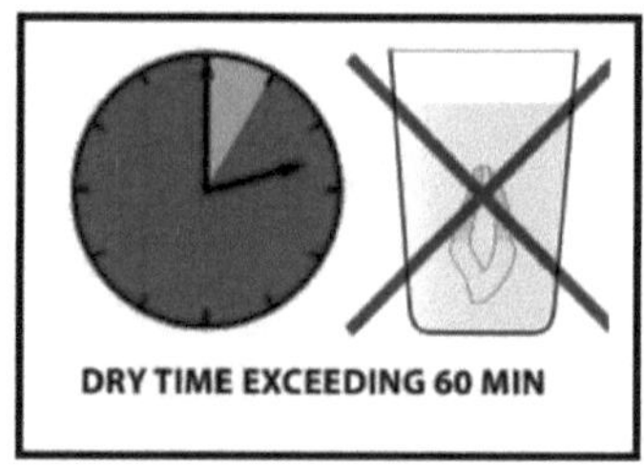

1. Remover os resíduos soltos e a contaminação visível agitando o dente num meio de armazenamento fisiológico ou com uma gaze embebida em soro fisiológico. O dente pode ser deixado no meio de armazenamento enquanto se faz o historial, se examina o doente clínica e radiograficamente e se prepara o doente para o reimplante.

2. Administrar anestesia local, de preferência sem vasoconstritor.

3. Irrigar o alvéolo com solução salina esterilizada.

4. Examinar o alvéolo. Remover o coágulo, se necessário. Se houver uma fratura da

parede do alvéolo, reposicionar o fragmento fracturado com um instrumento adequado.

5. Voltar a plantar o dente lentamente com uma ligeira pressão digital. O dente não deve ser forçado a voltar ao sítio.

6. Verificar a posição correta do dente reimplantado, tanto clínica como radiograficamente.

7. Estabilize o dente durante 2 semanas 40 utilizando um fio flexível passivo com um diâmetro até 0,016" ou 0,4 mm. Mantenha o compósito e os agentes de ligação afastados dos tecidos gengivais e das áreas proximais.

O reimplante tardio tem um mau prognóstico a longo prazo. O ligamento periodontal torna-se necrótico e não se espera que se regenere. O resultado esperado é a reabsorção radicular relacionada com a anquilose (substituição)[85].

8. Suturar as lacerações gengivais, se existirem.

9. O tratamento do canal radicular deve ser efectuado no prazo de 2 semanas

10. Administrar antibióticos sistémicos.

11. Verificar o estado do tétano.

12. Fornecer instruções pós-operatórias.

13. Acompanhamento.

Em alternativa, pode ser utilizada linha de pesca de nylon (0,13-0,25 mm) para criar uma tala flexível, com compósito para a colar aos dentes. Uma tala mais rígida é indicada em casos de fratura alveolar ou do maxilar e deve ser deixada no local durante cerca de 4 semanas.

O objetivo do reimplante nestes casos é restaurar, pelo menos temporariamente, a estética e a função, mantendo o contorno, a largura e a altura do osso alveolar. Por conseguinte, a decisão de reimplantar um dente permanente é quase sempre a decisão correta, mesmo que o tempo de secagem extra-oral seja superior a 60 minutos. O reimplante manterá as opções de tratamento futuras em aberto. O dente pode sempre ser extraído, se necessário, e no momento apropriado, após uma avaliação interdisciplinar imediata. Os pais de pacientes pediátricos devem ser informados de que a decoronação ou outros procedimentos, como o autotransplante, podem ser necessários mais tarde, se o dente reimplantado ficar anquilosado e infra-posicionado, dependendo da taxa de crescimento do paciente e da probabilidade de uma eventual perda do dente. A taxa de anquilose e reabsorção varia consideravelmente e pode ser imprevisível[86-90].

DIAGNOSIS & CLINICAL SITUATION	TOOTH HAS ALREADY BEEN REPLANTED	TOOTH HAS BEEN KEPT IN PHYSIOLOGIC STORAGE MEDIUM OR OSMOLALITY BALANCED MEDIUM (HBSS, SALINE, AND MILK) AND/OR STORED DRY FOR UP TO 60 MINUTES	EXTRA-ORAL DRY TIME > 60 MINUTES
IMMEDIATE TREATMENT	Leave tooth in place. Clean affected area with water, saline or 0.12% chlorhexidine. Suture gingival laceration, especially in the cervical area. Verify normal position of the replanted tooth radiographically. Apply a flexible splint for 1-2 weeks (up to 0.016" or 0.4mm). If an intracanal corticosteroid medication is chosen to be used as an anti-inflammatory, anticlastic medicament, it should be placed immediately or shortly following replantation and left for at least 2 weeks.**	Hold the tooth by the crown and clean the root surface and apical foramen with saline. Administer local anesthesia. Irrigate the socket with saline. Examine the socket for possible fracture and reposition if necessary. Replant the tooth slowly with slight digital pressure. Suture gingival laceration, especially in the cervical area. Verify normal position of the replanted tooth radiographically. Apply a flexible splint for 1-2 weeks (up to 0.016" or 0.4mm). If an intracanal corticosteroid medication is chosen to be used as an anti-inflammatory, anticlastic medicament, it should be placed immediately or shortly following replantation and left for at least 2 weeks.**	Carefully remove necrotic tissue attached to the root using gauze. To slow down osseous replacement of the tooth, treatment of the root surface with fluoride prior to replantation has been suggested (2% sodium fluoride solution for 20 min) but it should not be seen as an absolute recommendation. Administer local anesthesia. Irrigate the socket with saline. Examine the socket for possible fracture and reposition if necessary. Root canal treatment can be carried out prior to replantation or later. If an intracanal corticosteroid medication is chosen to be used as an anti-inflammatory, anticlastic medicament, it should be placed immediately or shortly following replantation and left for at least 2 weeks.** Replant the tooth slowly with slight digital pressure. Suture gingival laceration, especially in the cervical area. Verify normal position of the replanted tooth radiographically. Apply a flexible splint for 1-2 weeks (up to 0.016" or 0.4mm).
IMAGING AND RADIOGRAPHIC ASSESSMENT AND FINDINGS	Two periapical radiographs from mesial and distal. CBCT should be considered to confirm the reposition of the tooth and rule out alveolar bone fracture(s).		
ENDODONTIC TREATMENT AND CONSIDERATIONS	If endodontic treatment was not initiated immediately after replantation (read above), root canal treatment should be initiated 7-10 days after replantation and before splint removal. Calcium hydroxide is recommended as an intracanal medication for up to 4 weeks followed by root canal filling.		

DIAGNOSIS & CLINICAL SITUATION	TOOTH HAS ALREADY BEEN REPLANTED	TOOTH HAS BEEN KEPT IN PHYSIOLOGIC STORAGE MEDIUM OR OSMOLALITY BALANCED MEDIUM (HBSS, SALINE, AND MILK) AND/OR STORED DRY FOR UP TO 60 MINUTES	EXTRA-ORAL DRY TIME > 60 MINUTES
ANTIBIOTICS	Prescribe systemic antibiotics: In patients <12 years old: amoxicillin for 7 days at appropriate dose for patient's age and weight. In patients >12 years old: doxycycline for 7 days, at appropriate dose for patient's age and weight. If the avulsed tooth has been in contact with soil, and if tetanus coverage is uncertain, refer to physician for a tetanus booster.		
PATIENT INSTRUCTIONS	Avoid participation in contact sports for at least 2 weeks. Soft diet for 2 weeks. Brush teeth with a soft toothbrush after each meal. Use a 0.12% chlorhexidine mouth rinse twice a day. Use a mouthguard for protection during contact sports.		
FOLLOW-UP	Splint removal and clinical and radiographic examination after 2 weeks. Clinical and radiographic examination at 4 weeks, 3 months, 6 months, 1 year and then yearly thereafter for 5 years.	Splint removal and clinical and radiographic examination after 2 weeks. Clinical and radiographic examination at 4 weeks, 3 months, 6 months, 1 year and then yearly thereafter for 5 years.	Splint removal and clinical and radiographic examination after 2 weeks. Clinical and radiographic examination at 4 weeks, 3 months, 6 months, 1 year and then yearly thereafter for 5 years. Ankylosis is unavoidable after delayed replantation and must be taken into consideration. In children and adolescents, ankylosis is frequently associated with infraposition. Careful follow-up is required and good communication is necessary to ensure the patient and guardian of this likely outcome. Decoronation may be necessary when infraposition (>1mm) is seen.

MANAGEMENT OF AVULSED PERMANENT TEETH WITH CLOSED APEX

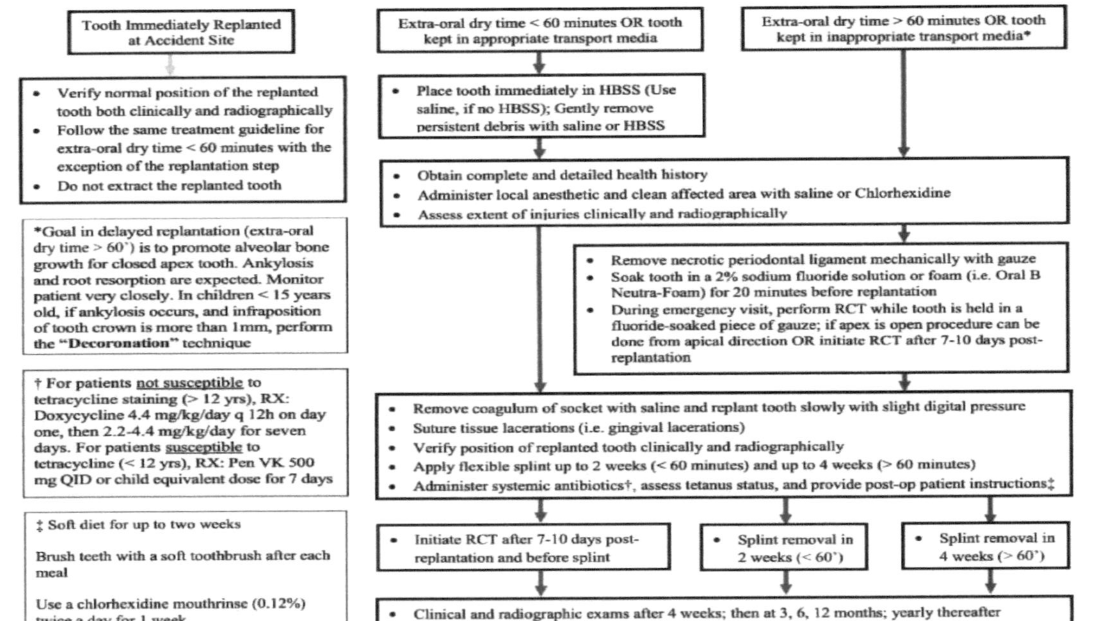

Flow chart of management of avulsed tooth with close apex

<u>Diretrizes de tratamento para dentes permanentes avulsionados com um ápice aberto</u>

O dente foi reimplantado antes da chegada do paciente à clínica

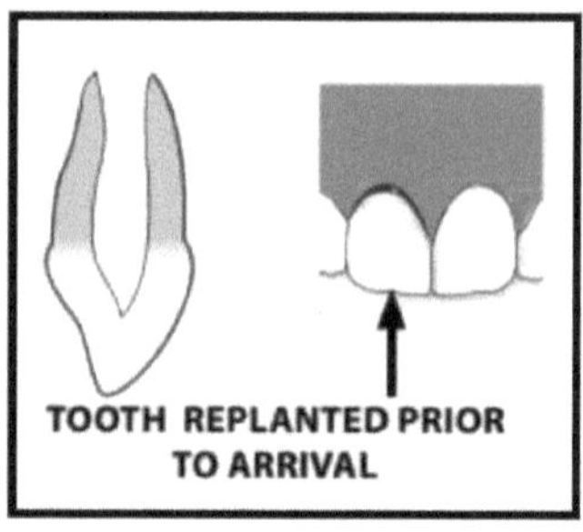

1. Limpar a zona com água, soro fisiológico ou clorhexidina.

2. Verificar a posição correta do dente replantado, tanto clínica como radiograficamente.

3. Deixar o dente na mandíbula (exceto se o dente estiver mal posicionado; o mau posicionamento deve ser corrigido com uma ligeira pressão digital).

4. Administrar anestesia local, se necessário, e de preferência sem vasoconstritor.

5. Se o dente ou dentes foram recolocados no local errado ou rodados, considere reposicionar o dente ou dentes no local correto até 48 horas após o trauma.

6. Estabilize o dente durante 2 semanas utilizando um fio passivo e flexível com um diâmetro até 0,016" ou 0,4 mm.32 Os dentes curtos e imaturos podem necessitar de um tempo de imobilização mais longo. Mantenha o compósito e os agentes de ligação afastados dos tecidos gengivais e das áreas proximais. Em alternativa, pode ser utilizada linha de pesca de nylon (0,13-0,25 mm) para criar uma tala flexível, utilizando compósito para a colar aos dentes. Em casos de fratura alveolar ou do maxilar associada, está indicada uma tala mais rígida que deve ser deixada

no local durante 4 semanas[91].

7. Suturar as lacerações gengivais, se existirem.

8. A revascularização da polpa, que pode levar a um maior desenvolvimento da raiz, é o objetivo quando se replantam dentes imaturos em crianças. O risco de reabsorção radicular relacionada com a infeção externa (inflamatória) deve ser ponderado em relação às hipóteses de revascularização. Essa reabsorção é muito rápida em crianças. Se a revascularização espontânea não ocorrer, a apexificação, a revitalização/revascularização pulpar ou o tratamento de canal devem ser iniciados assim que a necrose pulpar e a infeção forem identificadas (consulte Considerações Endodônticas)[92-93].

9. Administrar antibióticos sistémicos.

10. Verificar o estado do tétano.

11. Fornecer instruções pós-operatórias.

12. Acompanhamento.

Nos dentes imaturos com ápices abertos, existe a possibilidade de ocorrer uma cicatrização espontânea sob a forma de novo tecido conjuntivo com fornecimento vascular, o que permite a continuação do desenvolvimento e maturação da raiz. Por isso, o tratamento endodôntico não deve ser iniciado a menos que haja sinais definitivos de necrose pulpar e infeção do sistema de canais radiculares nas consultas de acompanhamento.

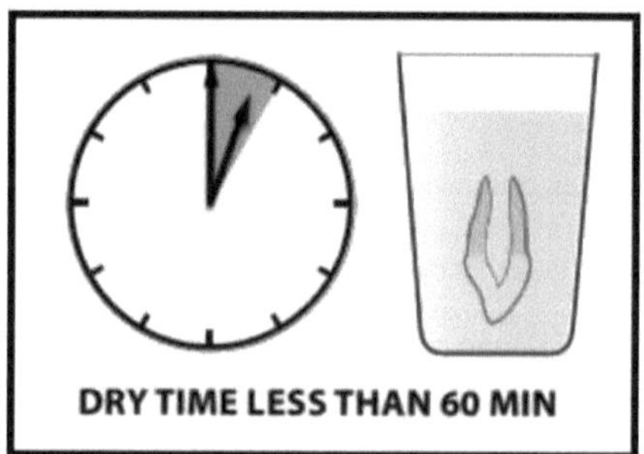

◆ **O dente foi mantido num meio de armazenamento fisiológico ou armazenado em condições não fisiológicas, e o tempo extra-oral foi inferior a 60 minutos**

Exemplos de meios fisiológicos ou com osmolalidade equilibrada são o leite e o HBSS.

1. Verifique o dente avulsionado e remova os detritos da sua superfície agitando-o suavemente no meio de armazenamento. Em alternativa, pode ser utilizado um fluxo de soro fisiológico estéril ou um meio fisiológico para enxaguar a sua superfície.

2. Colocar ou deixar o dente num suporte de armazenamento enquanto recolhe o historial, examina o doente clínica e radiograficamente e prepara o doente para a reimplantação.

3. Administrar anestesia local, de preferência sem vasoconstritor.

4. Irrigar o alvéolo com solução salina esterilizada.

5. Examinar o alvéolo. Remover o coágulo, se necessário. Se houver uma fratura da parede do alvéolo, reposicionar o segmento fracturado com um instrumento adequado.

6. Voltar a plantar o dente lentamente com uma ligeira pressão digital.

7. Verificar a posição correta do dente reimplantado, tanto clínica como

radiograficamente.

8. Estabilize o dente durante 2 semanas utilizando um fio passivo e flexível com um diâmetro até 0,016" ou 0,4 mm. Mantenha o compósito e os agentes de ligação afastados dos tecidos gengivais e das áreas proximais do .

Em alternativa, pode ser utilizada linha de pesca de nylon (0,13-0,25 mm) para criar uma tala flexível, com compósito para a colar aos dentes. Em casos de fratura alveolar ou do maxilar associada, está indicada uma tala mais rígida, que deve ser deixada durante cerca de 4 semanas.

9. Suturar as lacerações gengivais, se existirem.

10. A revascularização do espaço pulpar, que pode levar a um maior desenvolvimento da raiz, é o objetivo quando se replantam dentes imaturos em crianças. O risco de reabsorção radicular externa relacionada com a infeção (inflamatória) deve ser ponderado em relação às hipóteses de revascularização. Essa reabsorção é muito rápida em crianças. Se a revascularização espontânea não ocorrer, a apexificação, a revitalização/revascularização pulpar ou o tratamento de canal devem ser iniciados assim que a necrose pulpar e a infeção forem identificadas.

11. Administrar antibióticos sistémicos.

12. Verificar o estado do tétano.

13. Fornecer instruções pós-operatórias.

14. Acompanhamento.

◆ Tempo extra-oral superior a 60 minutos

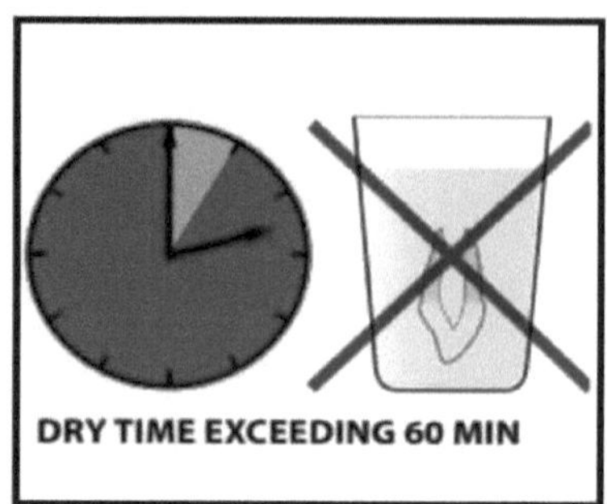

1. Verificar o dente avulsionado e remover os resíduos da sua superfície, agitando-o suavemente no meio de armazenamento. Em alternativa, pode ser utilizado um jato de solução salina para enxaguar a superfície.

2. Colocar ou deixar o dente num suporte de armazenamento enquanto recolhe a história, examina o doente clínica e radiograficamente e prepara o doente para a reimplantação.

3. Administrar anestesia local, de preferência sem vasoconstritor.

4. Irrigar o alvéolo com solução salina esterilizada.

5. Examinar o alvéolo alveolar. Se existir uma fratura da parede do alvéolo, reposicionar o segmento fracturado com um instrumento adequado.

6. Voltar a plantar o dente lentamente com uma ligeira pressão digital.

7. Verificar a posição correta do dente reimplantado, tanto clínica como radiograficamente.

8. Estabilize o dente durante 2 semanas utilizando um fio passivo e flexível com um diâmetro até 0,016" ou 0,4 mm.32 Mantenha o compósito e os agentes de ligação afastados dos tecidos gengivais e das áreas proximais. Em alternativa, pode ser utilizada linha de pesca de nylon (0,13-0,25 mm) para criar uma tala flexível, com compósito para a colar aos dentes. Em casos de fratura alveolar ou do maxilar

associada, está indicada uma tala mais rígida, que deve ser deixada durante cerca de 4 semanas.

9. Suturar as lacerações gengivais, se existirem.

10. A revascularização do espaço pulpar, que pode levar a um maior desenvolvimento e maturação da raiz, é o objetivo quando se replantam dentes imaturos em crianças. O risco de reabsorção radicular externa relacionada com a infeção (inflamatória) deve ser ponderado em relação às hipóteses de revascularização. Essa reabsorção é muito rápida em crianças.

Se a revascularização espontânea não ocorrer, a apexificação, a revitalização/revascularização pulpar ou o tratamento do canal radicular devem ser iniciados assim que a necrose pulpar e a infeção forem identificadas.

11. Administrar antibióticos sistémicos.

12. Verificar o estado do tétano.

13. Fornecer instruções pós-operatórias.

14. Acompanhamento.

O reimplante tardio tem um mau prognóstico a longo prazo. O ligamento periodontal torna-se necrótico e não se espera que se regenere. O resultado esperado é a reabsorção radicular relacionada com a anquilose (substituição).

O objetivo do reimplante nestes casos é restaurar a estética e a função, pelo menos temporariamente, mantendo o contorno, a largura e a altura do osso alveolar, pelo que a decisão de reimplantar um dente é quase sempre a decisão correta, mesmo que o tempo extra-oral seja superior a 60 minutos. A reimplantação manterá as opções de tratamento futuras em aberto. O dente pode sempre ser extraído mais tarde, se necessário, e no momento adequado, após uma avaliação interdisciplinar imediata. Os pais devem ser informados de que a decoronação ou outros procedimentos, como o autotransplante, podem ser necessários se o dente reimplantado ficar anquilosado e infra-posicionado, dependendo do crescimento do paciente e da probabilidade de perda do dente. A taxa de anquilose e reabsorção varia consideravelmente e pode ser imprevisível.

DIAGNOSIS & CLINICAL SITUATION	TOOTH HAS ALREADY BEEN REPLANTED	TOOTH HAS BEEN KEPT IN PHYSIOLOGIC STORAGE MEDIUM OR OSMOLALITY BALANCED MEDIUM (HBSS, SALINE, AND MILK) AND/OR STORED DRY FOR UP TO 60 MINUTES	EXTRA-ORAL DRY TIME > 60 MINUTES
IMMEDIATE TREATMENT	Leave tooth in place. Clean affected area with water, saline or 0.12% chlorhexidine. Suture gingival laceration, especially in the cervical area. Verify normal position of the replanted tooth radiographically. Apply a flexible splint for 2 weeks (up to 0.016" or 0.4mm).	If contaminated, clean the root surface and apical foramen with a stream of saline. Do not handle the root. Soak the tooth in doxycycline or minocycline (1 mg per 20 ml of saline) for 5 minutes (if available). Administer local anesthesia. Irrigate the socket with saline. Examine the socket for possible fracture and reposition if necessary. Replant the tooth slowly with slight digital pressure. Suture gingival laceration, especially in the cervical area. Verify normal position of the replanted tooth radiographically. Apply a flexible splint for 2 weeks (up to 0.016" or 0.4mm).	Carefully remove necrotic tissue attached to the root using gauze. Administer local anesthesia. Irrigate the socket with saline. Examine the socket for possible fracture and reposition if necessary. Preferably, root canal treatment should be carried out prior to replantation Replant the tooth slowly with slight digital pressure. Suture gingival laceration, especially in the cervical area. Verify normal position of the replanted tooth radiographically. Apply a flexible splint for 4 weeks (up to 0.016" or 0.4mm).
IMAGING AND RADIOGRAPHIC ASSESSMENT AND FINDINGS	Two periapical radiographs from mesial and distal. CBCT should be considered to confirm the reposition of the tooth and rule out alveolar bone fractures.		
ENDODONTIC TREATMENT AND CONSIDERATIONS	The goal for replanting developing and immature teeth in children is to allow for possible revascularization of the pulp space. For very immature teeth, root canal treatment should be avoided unless there is clinical or radiographic evidence of pulp necrosis. If pulp necrosis is diagnosed, pulp revascularization or root canal treatment (apexification) may be recommended.		The root canal was completed prior to replantation. Delayed replantation has a poor long-term prognosis. The periodontal ligament will be necrotic and not expected to heal. The goal in delayed replantation is to temporarily restore the tooth to the dentition for aesthetic, functional and psychological reasons and to maintain alveolar contour. The eventual outcome will be ankylosis and resorption of the root. Decoronation may be necessary when infraposition (>1mm) is seen.

Table 2 - Treatment Guidelines for Avulsed Permanent Teeth with Open Apex

DIAGNOSIS & CLINICAL SITUATION	TOOTH HAS ALREADY BEEN REPLANTED	TOOTH HAS BEEN KEPT IN PHYSIOLOGIC STORAGE MEDIUM OR OSMOLALITY BALANCED MEDIUM (HBSS, SALINE, AND MILK) AND/OR STORED DRY FOR UP TO 60 MINUTES	EXTRA-ORAL DRY TIME > 60 MINUTES
ANTIBIOTICS	Prescribe systemic antibiotics: In patients <12 years old: amoxicillin for 7 days at appropriate dose for patient's age and weight. In patients >12 years old: doxiciclyne for 7 days, at appropriate dose for patient's age and weight. If the avulsed tooth has been in contact with soil, and if tetanus coverage is uncertain, refer to physician for a tetanus booster.		
PATIENT INSTRUCTIONS	Avoid participation in contact sports for at least 2 weeks. Soft diet for 2 weeks. Brush teeth with a soft toothbrush after each meal. Use a 0.12% chlorhexidine mouth rinse twice a day. Use a mouthguard for protection during contact sports.		
FOLLOW-UP	Splint removal and clinical and radiographic examination after 2 weeks. Clinical and radiographic examination at 4 weeks, 3 months, 6 months, 1 year and then yearly thereafter for 5 years.	Splint removal and clinical and radiographic examination after 2 weeks. Weight and height measurements as a baseline for growth. This may become critical to determine the time of decoronation, if needed. Clinical and radiographic examination at 4 weeks, 3 months, 6 months, 1 year and then yearly thereafter for 5 years.	Splint removal and clinical and radiographic examination after 4 weeks. Clinical and radiographic examination at 2 and 4 weeks, 3 months, 6 months, 1 year and then yearly thereafter for 5 years. Ankylosis is unavoidable after delayed replantation and must be taken into consideration. In children and adolescents ankylosis is frequently associated with infraposition. Careful follow-up is required and good communication is necessary to ensure the patient and guardian of this likely outcome. Growth follow-up: weight and height measurements. Decoronation may be necessary when infraposition (>1mm) is seen.

MANAGEMENT OF AVULSED PERMANENT TEETH WITH OPEN APEX

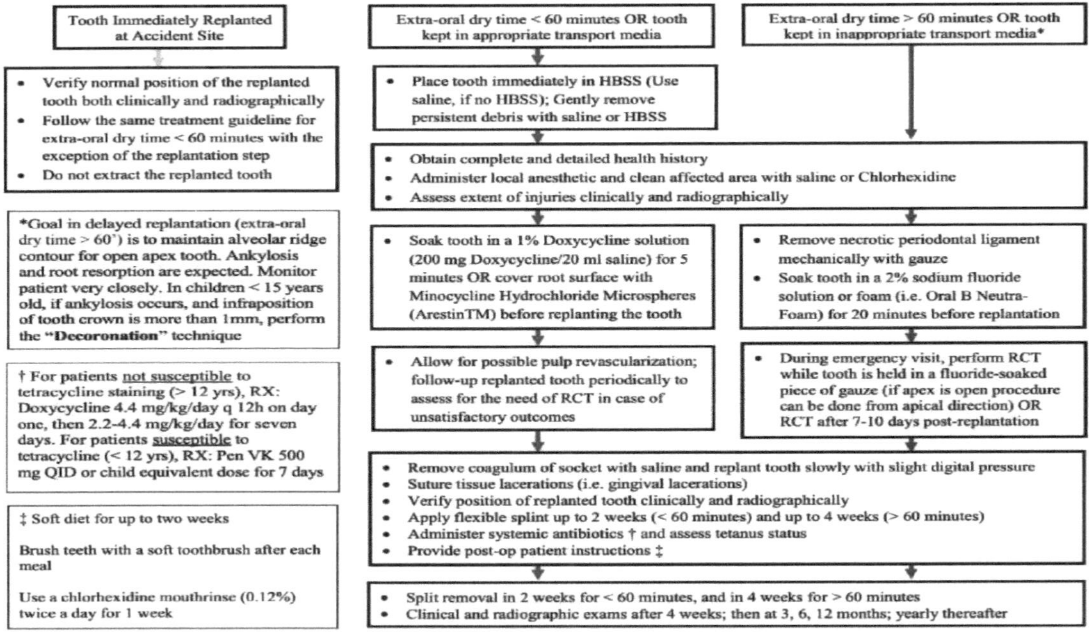

Tooth Immediately Replanted at Accident Site

- Verify normal position of the replanted tooth both clinically and radiographically
- Follow the same treatment guideline for extra-oral dry time < 60 minutes with the exception of the replantation step
- Do not extract the replanted tooth

*Goal in delayed replantation (extra-oral dry time > 60') is to maintain alveolar ridge contour for open apex tooth. Ankylosis and root resorption are expected. Monitor patient very closely. In children < 15 years old, if ankylosis occurs, and infraposition of tooth crown is more than 1mm, perform the **"Decoronation"** technique

† For patients <u>not susceptible</u> to tetracycline staining (> 12 yrs), RX: Doxycycline 4.4 mg/kg/day q 12h on day one, then 2.2-4.4 mg/kg/day for seven days. For patients <u>susceptible</u> to tetracycline (< 12 yrs), RX: Pen VK 500 mg QID or child equivalent dose for 7 days

‡ Soft diet for up to two weeks

Brush teeth with a soft toothbrush after each meal

Use a chlorhexidine mouthrinse (0.12%) twice a day for 1 week

---

Extra-oral dry time < 60 minutes OR tooth kept in appropriate transport media

- Place tooth immediately in HBSS (Use saline, if no HBSS); Gently remove persistent debris with saline or HBSS

- Obtain complete and detailed health history
- Administer local anesthetic and clean affected area with saline or Chlorhexidine
- Assess extent of injuries clinically and radiographically

- Soak tooth in a 1% Doxycycline solution (200 mg Doxycycline/20 ml saline) for 5 minutes OR cover root surface with Minocycline Hydrochloride Microspheres (ArestinTM) before replanting the tooth

- Allow for possible pulp revascularization; follow-up replanted tooth periodically to assess for the need of RCT in case of unsatisfactory outcomes

---

Extra-oral dry time > 60 minutes OR tooth kept in inappropriate transport media*

- Remove necrotic periodontal ligament mechanically with gauze
- Soak tooth in a 2% sodium fluoride solution or foam (i.e. Oral B Neutra-Foam) for 20 minutes before replantation

- During emergency visit, perform RCT while tooth is held in a fluoride-soaked piece of gauze (if apex is open procedure can be done from apical direction) OR RCT after 7-10 days post-replantation

---

- Remove coagulum of socket with saline and replant tooth slowly with slight digital pressure
- Suture tissue lacerations (i.e. gingival lacerations)
- Verify position of replanted tooth clinically and radiographically
- Apply flexible splint up to 2 weeks (< 60 minutes) and up to 4 weeks (> 60 minutes)
- Administer systemic antibiotics † and assess tetanus status
- Provide post-op patient instructions ‡

- Split removal in 2 weeks for < 60 minutes, and in 4 weeks for > 60 minutes
- Clinical and radiographic exams after 4 weeks; then at 3, 6, 12 months; yearly thereafter

Flow chart of management of avulsed tooth with open apex

59

6. AVANÇOS NA ESTABILIZAÇÃO

Os dentes avulsionados requerem sempre uma estabilização para manter o dente reimplantado na sua posição correta, proporcionar conforto ao paciente e melhorar a sua função[94,95]. As evidências actuais apoiam a utilização de talas passivas e flexíveis de curta duração para a estabilização de dentes reimplantados. Os estudos demonstraram que a cicatrização periodontal e pulpar é promovida se o dente reimplantado for sujeito a uma ligeira mobilidade e função, conseguida com fio de aço inoxidável até um diâmetro de 0,016" ou 0,4 mm ou com linha de pesca de nylon (0,13-0,25 mm), e colado aos dentes com resina composta.

Os dentes permanentes reimplantados devem ser estabilizados por um período de 2 semanas, dependendo do comprimento e do grau de maturação da raiz. Um estudo em animais mostrou que mais de 60% das propriedades mecânicas do PDL lesionado retornam dentro de 2 semanas após a lesão.69 No entanto, a probabilidade de cicatrização periodontal bem-sucedida após o reimplante não é suscetível de ser afetada pela duração da esplintagem[96].

A estabilização com fio (ou linha de nylon) e compósito deve ser colocada nas superfícies vestibulares para evitar interferência oclusal e para permitir o acesso palatino/lingual para procedimentos endodônticos. Vários tipos de fio (ou linha de nylon) e estabilização com ácido têm sido usados para estabilizar dentes avulsionados, uma vez que permitem uma boa higiene oral e são bem tolerados pelos pacientes. É extremamente importante manter o compósito e os agentes de ligação afastados da gengiva marginal e das áreas interproximais para evitar a retenção de placa e infeção secundária e para permitir uma limpeza relativamente fácil pelo paciente.

O paciente e os pais devem ser informados de que, ao remover a tala, o dente lesionado pode estar móvel. Uma semana adicional de tala é apropriada apenas se o trauma excessivo da dentição oposta puder traumatizar ainda mais o dente ou se o dente avulsionado for incapaz de permanecer na posição correta. Uma avaliação deste facto deve ser feita depois de a tala ser removida e a oclusão verificada.

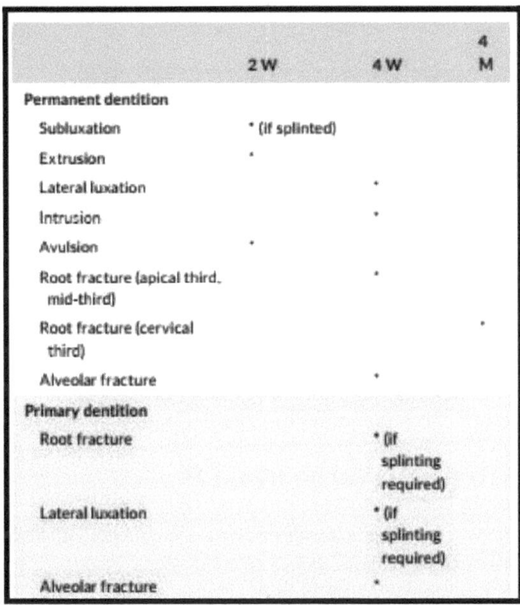

	2 W	4 W	4 M
Permanent dentition			
Subluxation	* (if splinted)		
Extrusion	*		
Lateral luxation		*	
Intrusion		*	
Avulsion	*		
Root fracture (apical third, mid-third)		*	
Root fracture (cervical third)			*
Alveolar fracture		*	
Primary dentition			
Root fracture		* (if splinting required)	
Lateral luxation		* (if splinting required)	
Alveolar fracture		*	

Fig. 12 - Durações de esplintagem para a dentição permanente e primária

A aplicação de uma tala está indicada em todos os casos em que o reposicionamento tenha sido efectuado após uma lesão por luxação ou avulsão e uma fratura da raiz ou do osso alveolar[97]. Vários estudos demonstraram que uma tala flexível pode otimizar a cicatrização da polpa e do PDL[98-99].

A flexibilidade de vários tipos de talas foi testada em situações in vitro[100].

Existem dois tipos gerais de talas nesta categoria:

1. uma tala de material de temporização flexível e

2. uma tala composta de fio/fibra flexível.

ENAMELAGEM DE TINTA

O terço incisal da face vestibular do esmalte do dente lesionado e dos dentes adjacentes é tratado com ácido (30 segundos) com gel de ácido fosfórico.

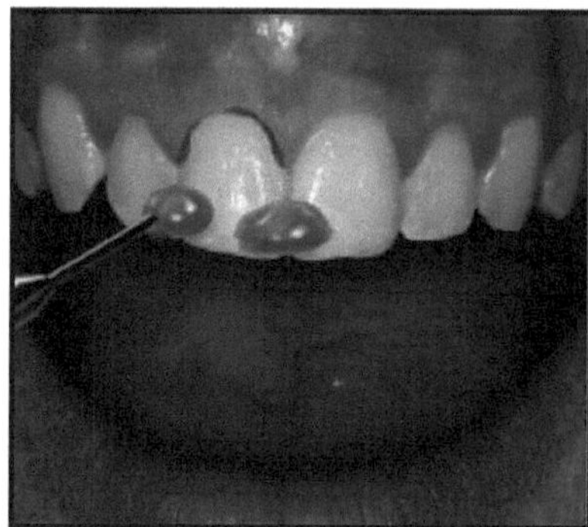
Fig.13- Gravura do esmalte

ENXAGUAMENTO E SECAGEM DO ESMALTE

O condicionador é removido com um jato de água de 20 segundos e o esmalte é seco com um jato de ar comprimido; o esmalte condicionado tem um aspeto mate e calcário. Os dentes são isolados com esponjas de gaze, por vestibular e palatino. A hemostase pode ser obtida através da compressão destas esponjas com uma pressão firme dos dedos.

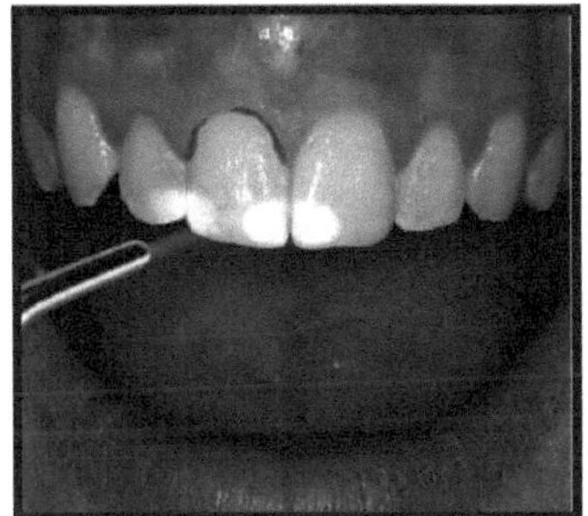

Fig.14 Enxaguamento e secagem do esmalte

TALA DE MATERIAL DE TEMPORIZAÇÃO FLEXÍVEL

O material da tala é aplicado numa camada fina. É utilizado um material de temporização (por exemplo, Protemp ® , Luxatemp ® , Isotemp ® , Provipond ® , Structure ® , Acrytemp ®), através do qual é criada uma tala semi-rígida. Durante a polimerização do material da tala, o paciente pode ocluir para garantir o reposicionamento correto do dente. Mantenha a tala afastada da gengiva para permitir uma higiene oral óptima[100].

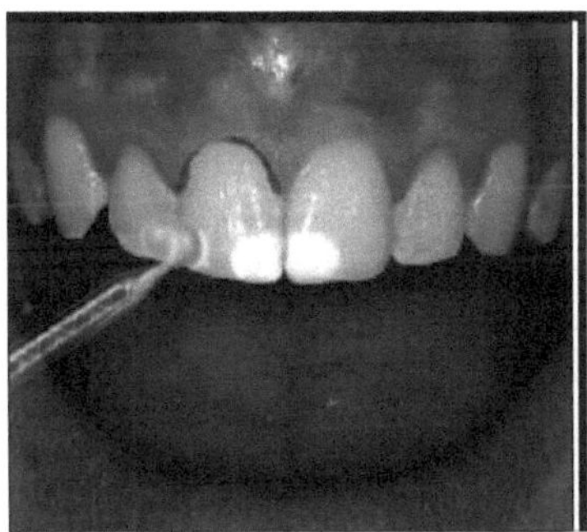

Fig.15 Tala de material de temporização flexível

TALA COMPOSTA DE FIO/FIBRA FLEXÍVEL

Existem vários sistemas de arame/fibra no mercado em que a flexibilidade da tala é assegurada por vários meios. Estes incluem fibra de vidro (Kevlar ®), nylon, fio ortodôntico, fio twist flex, fibra (Ribbond ®) e placas de titânio. É importante que os fios/fibras de reforço sejam colocados no interior do material compósito para a colagem labial dos dentes lesionados e adjacentes. Também podem ser usados braquetes ortodônticos colados. Esta forma de tala tem a vantagem, em lesões de múltiplos dentes, de que os vários períodos de tala podem ser respeitados sem remover a tala. [101]

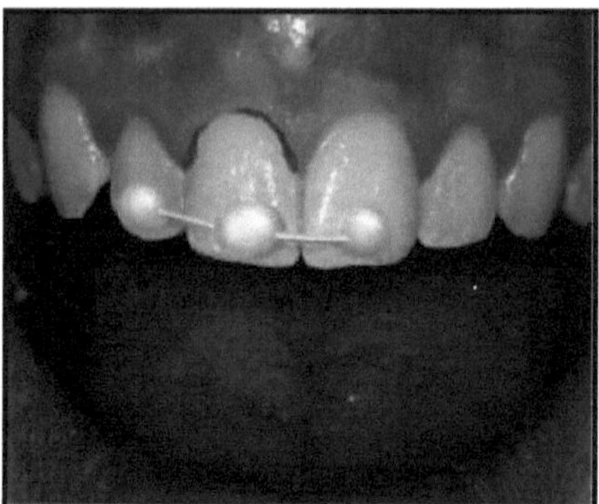

Fig. 16 - Fio flexível / tala de compósito de fibra

REMOÇÃO DE UMA TALA DE MATERIAL DE TEMPORIZAÇÃO

No final do período de fixação, a tala é removida com um ou uma broca de fissuras. O esmalte é então ligeiramente polido para restabelecer uma superfície lisa.

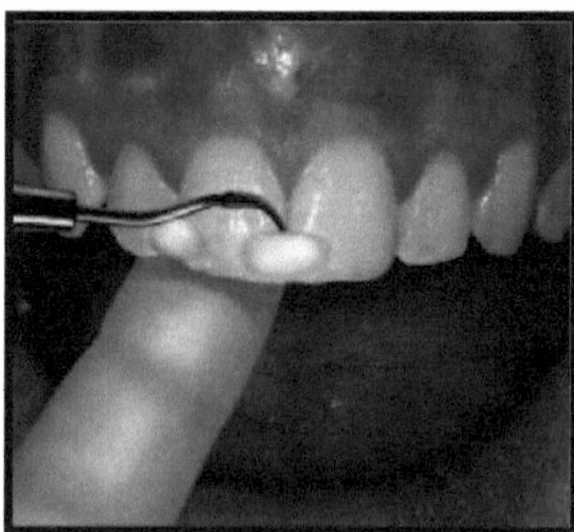

Fig.17- Remoção de uma tala de material de temporização

REMOÇÃO DE UMA TALA COMPOSTA DE FIO/FIBRA FLEXÍVEL

O material compósito é removido com uma broca e o esmalte é depois polido

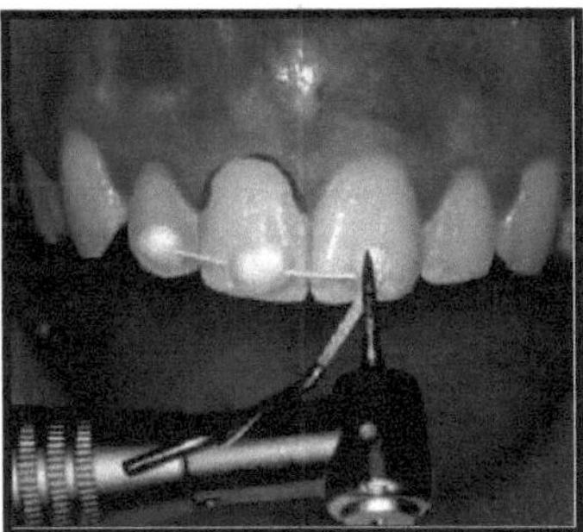

Fig.18- Remoção de uma tala de fibra/compósito

7. AVANÇOS EM CONSIDERAÇÕES ENDODÔNTICAS

Quando o tratamento endodôntico é indicado (dentes com ápice fechado), o tratamento deve ser iniciado dentro de 2 semanas após a reimplantação. O tratamento endodôntico deve ser sempre efectuado após o isolamento com o dique dentário. Isto pode ser conseguido colocando o retentor do dique dentário nos dentes vizinhos não lesionados para evitar mais trauma no dente ou dentes lesionados[102-110].

O hidróxido de cálcio é recomendado como medicamento intracanal durante um período máximo de 1 mês, seguido da obturação do canal radicular. Se for escolhido um corticosteroide ou uma mistura de corticosteroide/antibiótico para ser utilizado como medicamento intracanal anti-inflamatório e anti-reabsortivo, este deve ser colocado imediatamente ou pouco depois do reimplante e deixado no local durante, pelo menos, 6 semanas.

Os medicamentos devem ser cuidadosamente aplicados no sistema de canais radiculares, com o cuidado de evitar a colocação na coroa do dente. Foi demonstrado que alguns medicamentos descoloram os dentes, levando à insatisfação do paciente.

Em dentes com ápices abertos, pode ocorrer revascularização espontânea do espaço pulpar. Assim, o tratamento do canal radicular deve ser evitado, a menos que haja evidência clínica ou radiográfica de necrose pulpar e infeção do sistema de canais radiculares em exames de acompanhamento. O risco de reabsorção radicular relacionada com a infeção (inflamatória) deve ser ponderado em relação às hipóteses de obter a revascularização do espaço pulpar. Essa reabsorção é muito rápida em crianças.

Nos casos em que se diagnostica necrose pulpar e infeção do sistema de canais radiculares, deve ser efectuado o tratamento dos canais radiculares, a apexificação ou a revascularização/revitalização do espaço pulpar. Nos casos em que se espera uma anquilose e se prevê uma decoronação, é indicada uma consideração adequada dos materiais intracanais utilizados e da sua duração. A calendarização do tratamento endodôntico está diretamente relacionada com o estádio de desenvolvimento da raiz.

Patose da polpa e do ligamento periodontal após cárie dentária e traumatismo dentário

Parece haver grandes diferenças na etiologia e patogénese da patose pulpar relacionada com a progressão da cárie e com o traumatismo dentário. O principal problema terapêutico na necrose pulpar infetada relacionada com a cárie parece ser o controlo das bactérias no canal pulpar. [111]

A obturação do canal radicular é, na maioria dos casos, um procedimento simples em dentes com raízes completamente desenvolvidas. No entanto, em casos de necrose pulpar relacionada com traumatismos, que ocorrem frequentemente em dentes em desenvolvimento com ápices abertos, são frequentemente encontrados problemas na obturação do canal radicular.

Além disso, a reabsorção radicular externa relacionada com a infeção não pode ser travada sem uma desinfeção adequada do canal radicular e dos túbulos dentinários. Finalmente, devido ao seu carácter de remodelação, a anquilose pode expor os túbulos dentinários, resultando na exposição direta ou indireta do conteúdo potencialmente contaminado do canal radicular.

Problemas de necrose pulpar e formação de raízes em desenvolvimento: Objectivos do tratamento

Um ápice aberto representa um grande obstáculo na desinfeção e obturação do canal radicular. Estudos experimentais e clínicos demonstraram que as bactérias estão localizadas na polpa necrótica e nos túbulos dentinários circundantes.

A remoção do tecido pulpar necrótico e a desinfeção do canal radicular conduzirão a processos de cicatrização que, na maioria dos casos, resultam no encerramento da área apical por uma barreira de tecido duro formada por cementoblastos.

Em casos raros, em que a bainha epitelial da raiz de Hertwig sobreviveu, a dentina e o cemento podem ser formados, resultando num comprimento adicional da raiz (apexogénese). Devido à estrutura frequentemente enfraquecida da raiz imatura, devem ser selecionadas abordagens de tratamento que não enfraqueçam ainda mais o dente (ou seja, limagem extensa do canal radicular ou tratamento químico extensivo do canal [por exemplo, tratamento prolongado com hidróxido de cálcio]), o que pode levar à fratura espontânea da raiz cervical.

Problemas com infecções - reabsorção radicular relacionada

A presença de cavidades de reabsorção radicular relacionadas com a infeção na superfície radicular representa uma ameaça significativa para o prognóstico do procedimento endodôntico (Figura B). A menos que todas as bactérias sejam permanentemente removidas ou inactivadas no canal radicular, bem como nos túbulos dentinários, a reabsorção pode progredir. Se, no entanto, as bactérias forem removidas ou inactivadas, a cicatrização ocorrerá com um novo ligamento periodontal inserido no cemento recém-formado, ou uma anquilose (no caso de cavidades de reabsorção extensas).

Problemas de anquilose - reabsorção relacionada

Devido à natureza inerentemente progressiva do processo anquilótico, em que os túbulos dentinários podem ser expostos pela atividade osteoclástica, é essencial uma obturação eficaz do canal radicular. Para além disso, deve ser criado um selo estanque às bactérias na entrada do canal radicular. Se não forem tomadas estas medidas, uma reabsorção lentamente progressiva relacionada com a anquilose pode transformar-se numa reabsorção rapidamente invasiva relacionada com a infeção.

Relação temporal de várias propriedades do hidróxido de cálcio

Há décadas que se sabe que o hidróxido de cálcio é um medicamento muito eficaz no tratamento de complicações pulpares e periodontais após uma lesão. Isto está principalmente relacionado com a desinfeção simultânea do tecido pulpar e a capacidade de iniciar a cicatrização do tecido duro. O conhecimento da relação temporal destes efeitos é necessário para a sua correta utilização. Sabe-se que o hidróxido de cálcio tem um forte efeito proteolítico[112], pelo que a maior parte dos restos pulpares será completamente dissolvida no prazo de 1 semana. No entanto, o mesmo efeito proteolítico aparentemente também afecta a dentina circumpulpar, resultando ao longo do tempo (meses) no seu enfraquecimento[113].

Esta é, possivelmente, a explicação para a ocorrência

de fracturas radiculares cervicais em mais de metade dos dentes tratados endodonticamente com formação radicular imatura sujeitos à colocação de hidróxido de cálcio a longo prazo (> 1 mês). O uso de hidróxido de cálcio deve, portanto, ser limitado a algumas semanas.

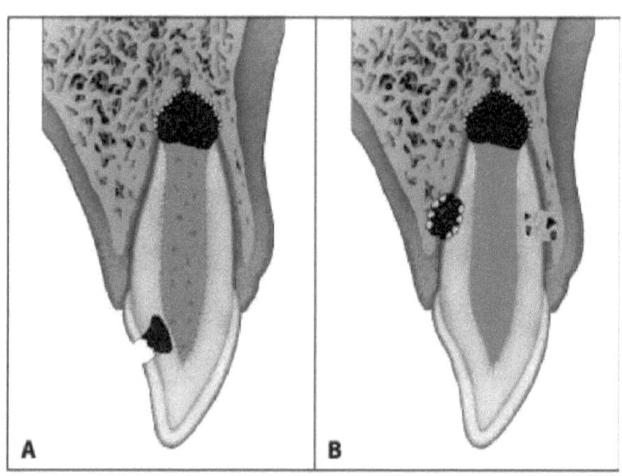

Figura A - As bactérias estão localizadas na polpa necrótica e nos túbulos dentinários circundantes

Figura B - A presença de cavidades de reabsorção radicular relacionadas com a infeção na superfície radicular representa uma ameaça significativa para o prognóstico do procedimento endodôntico

Necrose pulpar com ou sem infeção - Reabsorção relacionada: Formação completa da raiz

Após a extirpação da polpa, o hidróxido de cálcio é utilizado como penso provisório do canal radicular para desinfetar o canal radicular e os túbulos dentinários, para dissolver os restos de polpa necrótica e para parar a atividade osteoclástica na superfície externa da raiz. Após 2 semanas, o espaço do canal radicular é obturado com guta percha e selante. É importante criar uma vedação estanque às bactérias na região cervical do canal radicular para evitar a reativação de processos de reabsorção ou inflamação periapical.

Tratamento de lesões dentárias traumáticas com agregado de trióxido mineral

O agregado de trióxido mineral (MTA; ProRoot MTA ® , Root Canal Repair Material Dentsply Tulsa Dental, Tulsa, OK, EUA) demonstrou ser um material dentário muito útil para o tratamento de muitas condições, incluindo lesões dentárias traumáticas. O material é atualmente utilizado na terapia da polpa vital, como tampões apicais em dentes com ápices abertos, e para fornecer uma barreira no local de fracturas radiculares quando a polpa coronal nesses dentes tem de ser extirpada e substituída por um material de enchimento[114].

Capeamento da polpa e pulpotomia

O capeamento pulpar e a pulpotomia são procedimentos que têm como objetivo proteger a polpa vital da invasão bacteriana e, em dentes jovens, permitir a continuação do desenvolvimento radicular. O hidróxido de cálcio tem sido o agente mais utilizado, em combinação com materiais de restauração, para atingir estes objectivos. O MTA tem várias vantagens em relação ao hidróxido de cálcio: proporciona proteção contra a penetração bacteriana, não se desintegra com o tempo e, após a presa, proporciona uma superfície dura sobre a qual podem ser colocados outros materiais dentários.

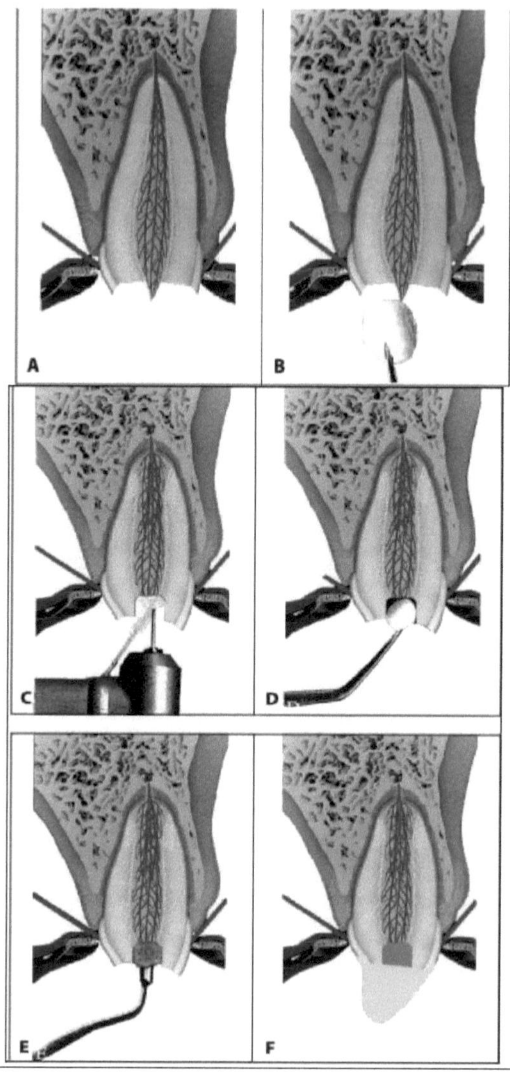

Figura A- Dente isolado com um dique de borracha após anestesia local.

Fignre B- Desinfetar a dentina e a polpa expostas com hipoclorito de sódio ou ®

Figura C - Remover a polpa e a dentina circundante até uma profundidade de 2 mm

Figura Γ>- Colocar uma bolinha de algodão humedecida com soro fisiológico na ferida pulpar
Figura E - Uma mistura de M'FA e água pode agora ser colocada na cavidade preparada
Figura F - Após a fixação (4 - 6 horas), pode ser colocada uma restauração para restaurar o dente

A utilização do MTA em associação com a pulpotomia é descrita de seguida.

1. Isolar o dente com um dique de borracha após a administração da anestesia local.

2. Desinfetar a dentina e a polpa expostas com hipoclorito de sódio ou Peridex ® .

3. Remover a polpa e a dentina circundante até uma profundidade de 2 mm a partir do nível de exposição, utilizando uma broca de diamante redonda e água ou um spray salino.

4. Colocar uma bola de algodão humedecida com soro fisiológico sobre a ferida pulpar até que a hemorragia tenha cessado, ou quase. Um método eficaz para controlar a hemorragia é colocar uma bolinha de algodão humedecida com solução de hipoclorito de sódio (NaOCl). No entanto, uma hemorragia ligeira não afecta a colocação do MTA.

5. Uma mistura de MTA e água pode agora ser colocada na cavidade preparada contra a ferida pulpar e preenchendo toda a cavidade.

6. Após a presa (4 - 6 horas), pode ser colocada uma restauração para restaurar o dente ou unir o fragmento de coroa fracturado. Durante a presa, o MTA funciona como uma restauração temporária.

   Assim, o doente deve ser instruído no sentido de evitar mastigar ou morder, uma vez que o material é inicialmente bastante macio.

TRATAMENTO DA NECROSE PULPAR EM DENTES IMATUROS

Nas situações em que a polpa se torna necrótica antes de a raiz estar completamente desenvolvida, a abertura apical é demasiado grande para criar um batente para a obturação do canal radicular.

Os procedimentos de apexificação utilizando hidróxido de cálcio têm sido efectuados com razoável sucesso. A desvantagem da utilização do hidróxido de cálcio para a apexificação é o facto de poder demorar muitos meses a obter uma barreira apical suficiente para permitir a colocação de uma obturação do canal radicular.

Além disso, parece agora que a utilização a longo prazo pode enfraquecer a dentina e resultar em fratura da raiz cervical com um ligeiro impacto ou mesmo com uma utilização normal. Ao utilizar o MTA como uma barreira física apicalmente, uma obturação do canal radicular pode ser colocada imediatamente sem esperar por uma resposta biológica[115,116].

Além disso, ao minimizar a exposição da dentina radicular ao hidróxido de cálcio, há menos dessecação da dentina. A técnica é a seguinte:

1. O dente é isolado com um dique dentário, a coroa é desinfectada e é preparada uma cavidade de acesso ao canal radicular.

2. A extirpação do tecido pulpar necrótico é efectuada até um nível apical onde se encontra uma hemorragia fresca de tecido saudável. Este nível pode situar-se entre vários milímetros do ápice e o forame apical.

3. A preparação do canal radicular em dentes em desenvolvimento requer uma abordagem conservadora, de modo a preservar o máximo de dentina radicular

possível. Por conseguinte, é adequada uma modelação mínima do canal.

4. A desinfeção do canal radicular com hipoclorito de sódio é seguida de um penso provisório de curta duração (aproximadamente 2 a 4 semanas) com hidróxido de cálcio. A utilização do hidróxido de cálcio permite uma desinfeção aceitável do sistema de canais radiculares e proporciona um canal radicular seco, sem infiltração de exsudados apicais.

A abertura de acesso coronal deve ser selada com uma restauração temporária fiável.

5. Na consulta seguinte, o hidróxido de cálcio é removido e o canal é cuidadosamente irrigado com soro fisiológico ou hipoclorito de sódio para obter um canal sem detritos.

6. Pequenos incrementos da mistura MTA/água são introduzidos no canal e condensados suavemente. O comprimento pode ser controlado utilizando uma rolha de borracha num obturador. No entanto, não há qualquer problema com um ligeiro enchimento excessivo. Todo o canal pode ser preenchido com MTA (até ao nível cervical), ou a parte coronal do canal pode ser posteriormente preenchida com guta percha e selante.

7. Para permitir a fixação, é colocada uma bola de algodão humedecida (água) na cavidade de acesso, que é depois selada com um material de obturação temporário. Na visita seguinte, o canal pode ser preenchido de forma convencional.

8. O material temporário e o algodão são removidos e o tampão apical é verificado

quanto à dureza de fixação; não deve ser sondado vigorosamente, pois o
material pode partir-se.

O canal é então irrigado, seco e preenchido, seguido de uma restauração de
compósito coronal colado.

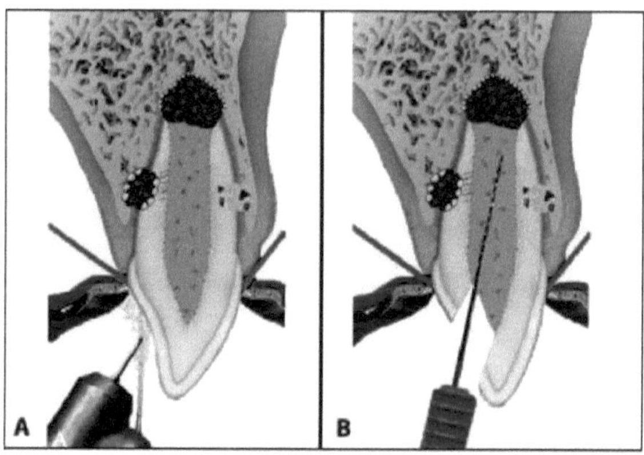

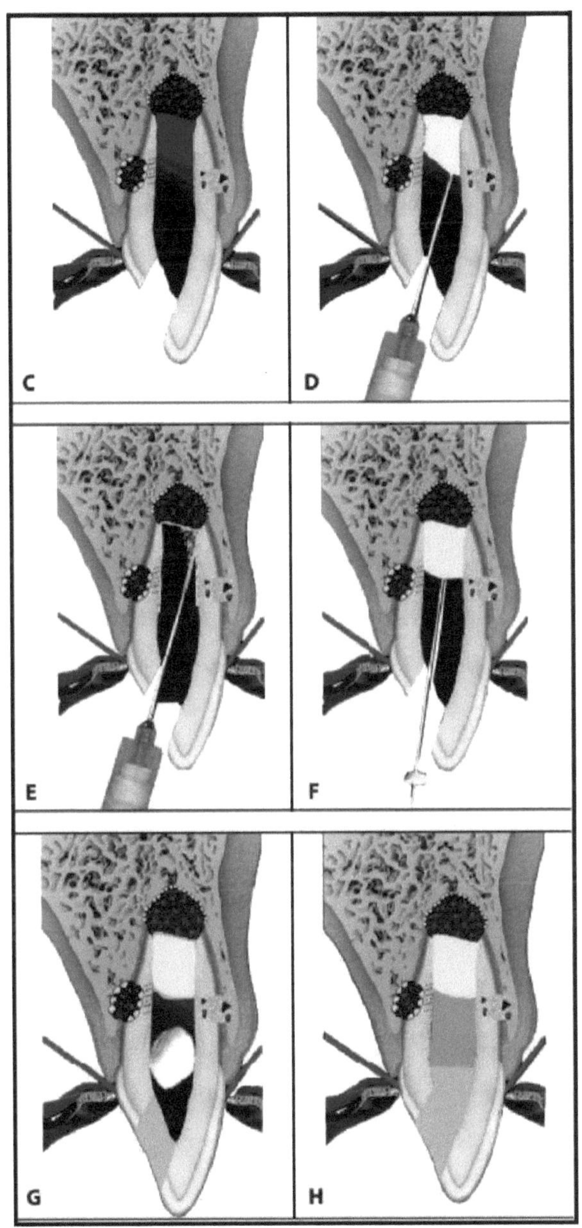

C
D
E
F
G
H

Figure A- Isolate the tooth with a rubber dam after administering local anesthesia.

Figure B- Extirpation of necrotic pulp tissue is done to a level apically where fresh bleeding from healthy tissue is encountered.

Figure C- Root canal preparation in developing teeth requires a conservative approach

Figure D- . Disinfection of the root canal with sodium hypochlorite is followed by short - term (approximately 2 – 4 weeks) interim dressing with calcium hydroxide

Figure E - At the next visit, the calcium hydroxide is removed and the canal is thoroughly irrigated with saline or sodium hypochlorite

Figure F -.Small increments of the MTA/water mixture are

TRATAMENTO DE FRACTURAS RADICULARES

1. Em alguns casos, a polpa coronal sofre necrose, devido à falta de revascularização, e o dente necessita de tratamento de canal no local da fratura na raiz

2. O procedimento recomendado tem sido isolar o dente com um dique dentário, extirpar a polpa coronal necrótica, e depois limpar e preparar o canal até ao local da fratura. Seguiu-se a colocação de hidróxido de cálcio para obter uma barreira de tecido duro ao nível da fratura[117].

Tal como nos dentes com ápices abertos, o hidróxido de cálcio tem sido bastante bem sucedido na indução de uma barreira de tecido duro, mas normalmente requer vários meses. Para além disso, a dessecação da dentina também pode ser uma desvantagem na utilização do hidróxido de cálcio.

3. De uma forma semelhante à situação do ápice aberto, o hidróxido de cálcio é utilizado durante um curto período de tempo (< 1 mês) apenas para fins de desinfeção. Em vez de esperar pelo desenvolvimento de uma barreira de tecido duro, o MTA pode ser utilizado para criar uma barreira física no local da fratura. A técnica é a mesma que a descrita acima para os canais radiculares com ápices abertos, sendo a única diferença o nível de colocação.

4. Pequenos incrementos da mistura de MTA/água são introduzidos no canal e condensados suavemente no local da fratura radicular. Como a distância entre o local da fratura e o orifício coronal pode ser bastante curta, é aconselhável preencher todo o canal radicular coronal até ao nível cervical com MTA.

5. Para permitir a fixação, é colocada uma pastilha de algodão humedecida (água) na cavidade de acesso, que é depois selada com um material de preenchimento temporário.

6. Na visita seguinte, a cavidade de acesso pode ser restaurada com uma restauração de compósito colado ao nível do MTA, depois de se confirmar que o MTA foi fixado.

Restauração da coroa

A restauração da coroa e o selamento da cavidade de acesso endodôntico devem ser efectuados o mais rapidamente possível para evitar a infeção da obturação do canal radicular e reforçar a área cervical do dente. Foi demonstrado que a fuga coronal e a penetração de microrganismos através da coroa podem ser uma das principais razões para o insucesso endodôntico.

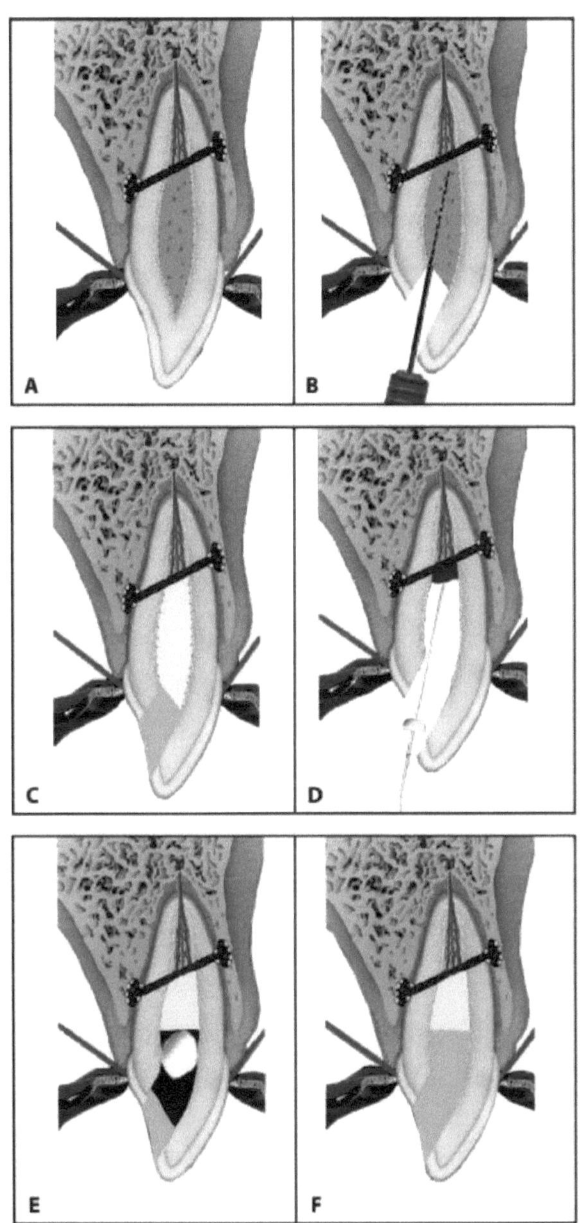

A
B
C
D
E
F

Figure A- In some instances, the coronal pulp undergoes necrosis, due to lack of revascularization, and the tooth requires root canal treatment

Figure B- The recommended procedure has been to isolate the tooth with a dental dam, extirpate the necrotic coronal pulp, and then clean and prepare the canal to the fracture site..

Figure C- . In a manner similar to the open apex situation, calcium hydroxide is used for a short time (< 1 month) for disinfection purposes only.

Figure D- . Small increments of the MTA/water mixture are introduced into the canal and gently condensed to the site of root fracture

Figure E - To allow setting, a moistened (water) cotton pellet

8. AVANÇOS NOS PROCEDIMENTOS DE ACOMPANHAMENTO

Os dentes reimplantados devem ser monitorizados clínica e radiograficamente às 2 semanas (quando a tala é removida), 4 semanas, 3 meses, 6 meses, um ano e anualmente durante, pelo menos, cinco anos. O exame clínico e radiográfico fornecerá informações para determinar o resultado. [118-119]

Uma avaliação pode incluir os resultados descritos abaixo. Nos dentes de ápice aberto, onde é possível a revascularização espontânea do espaço pulpar, as revisões clínicas e radiográficas devem ser mais frequentes devido ao risco de reabsorção (inflamatória) relacionada com a infeção e à rápida perda do dente e do osso de suporte quando esta não é rapidamente identificada.

A evidência de reabsorção radicular e/ou óssea em qualquer parte da circunferência da raiz deve ser interpretada como reabsorção relacionada com infeção (inflamatória). A ausência radiográfica do espaço do ligamento periodontal, a substituição da estrutura da raiz por osso, juntamente com um som metálico à percussão, deve ser interpretada como reabsorção relacionada com anquilose (substituição).

Vale ressaltar que os dois tipos de reabsorção podem ocorrer concomitantemente. Por estas razões, os dentes reimplantados com um ápice aberto devem ser monitorizados clinicamente e radiograficamente às 2 semanas (quando a tala é removida), 1, 2, 3, 6 meses, um ano, e anualmente a partir daí durante pelo menos cinco anos[120].

<u>Resultados favoráveis</u>

Ápice fechado - Assintomático, funcional, mobilidade normal, sem sensibilidade à percussão e som de percussão normal. Sem radiolucências e sem evidência radiográfica de reabsorção radicular. A lâmina dura parece normal.

Ápice aberto - Assintomático, funcional, mobilidade normal, sem sensibilidade à percussão e som de percussão normal. Evidência radiográfica de formação contínua da raiz e erupção dentária. A obliteração do canal pulpar é esperada e pode ser reconhecida radiograficamente em algum momento durante o primeiro ano após o trauma. É considerado o mecanismo pelo qual a "polpa" cicatriza após o reimplante de dentes permanentes imaturos avulsionados[121].

Resultados desfavoráveis

Ápice fechado - O paciente pode ou não ter sintomas; presença de tumefação ou trato sinusal; o dente pode ter mobilidade excessiva ou não ter mobilidade (anquilose) com som de percussão agudo (metálico). Presença de radiolucências.

Evidência radiográfica de reabsorção relacionada com infeção (inflamatória), reabsorção relacionada com anquilose (substituição), ou ambas. Quando a anquilose ocorre num paciente em crescimento, é muito provável que a infra-posição do dente crie distúrbios no crescimento alveolar e facial a curto, médio e longo prazo.

Ápice aberto - O paciente pode ou não apresentar sintomas; presença de tumefação ou trato sinusal; o dente pode ter mobilidade excessiva ou não ter mobilidade (anquilose) com som de percussão agudo. No caso de anquilose, o dente pode tornar-se gradualmente infra-posicionado. Presença de radiolucências. Evidência radiográfica de reabsorção relacionada com infeção (inflamatória), reabsorção relacionada com anquilose (substituição) ou ausência de formação contínua da raiz. Quando a anquilose ocorre num doente em crescimento, é muito provável que a infra-posição do dente crie perturbações do crescimento alveolar e facial a curto, médio e longo prazo.

Acompanhamento a longo prazo

Os cuidados de acompanhamento requerem uma boa coordenação entre o prestador inicial do tratamento e os especialistas dos serviços de cuidados secundários (por exemplo, uma equipa interdisciplinar, como um ortodontista e um odontopediatra e/ou endodontista) com a experiência e formação adequadas na gestão holística de traumatismos dento-alveolares complexos.

A equipa beneficiará de outros especialistas que prestarão cuidados a longo prazo, como uma ponte colada, um transplante ou um implante. Em situações em que o acesso a uma equipa interdisciplinar pode não ser possível, só se pode esperar que os dentistas prestem cuidados de acompanhamento e tratamento no âmbito da sua experiência, formação e competência. Os pacientes ou os pais e as crianças precisam de ser plenamente informados sobre o prognóstico de um dente avulsionado o mais rapidamente possível. Devem ser plenamente envolvidos no processo de tomada de decisão. Além disso, os custos potenciais e o tempo necessário para as diferentes opções de tratamento devem ser discutidos abertamente.

Nos casos em que os dentes são perdidos na fase de emergência após um traumatismo, ou que provavelmente serão perdidos mais tarde, é prudente discutir com colegas apropriados que tenham experiência no tratamento destes casos, especialmente em pacientes em crescimento. Idealmente, estas discussões devem ter lugar antes de o dente mostrar sinais de infra-posição. As opções de tratamento adequadas podem incluir decoronação, autotransplante, uma ponte retida em resina, uma prótese parcial removível ou o fecho ortodôntico do espaço com ou sem modificação de resina composta.

As decisões de tratamento baseiam-se numa discussão completa com o doente ou com a criança e os pais, bem como nos conhecimentos do médico, com o objetivo de manter todas as opções em aberto até se atingir a maturidade. A decisão de efetuar uma decoronação é tomada quando o dente anquilosado mostra evidência de infra-oclusão que é considerada esteticamente inaceitável e não pode ser corrigida por um tratamento de restauração simples. Após a conclusão do crescimento, pode ser considerado o tratamento com implantes. Os leitores são remetidos para livros de texto e artigos de revistas relevantes para leitura adicional relativamente a estes procedimentos[122-123].

CONJUNTO DE RESULTADOS PRINCIPAIS

A IADT desenvolveu recentemente um conjunto de resultados principais (COS) para os traumatismos dentários (TDI) em crianças e adultos. Este é um dos primeiros COS desenvolvidos em medicina dentária e segue uma metodologia de consenso robusta, sendo sustentado por uma revisão sistemática dos resultados utilizados na literatura sobre traumatismos. Estes resultados foram então incluídos como "genéricos" - ou seja, relevantes para todos os TDI.

Os resultados específicos das lesões foram também determinados como os resultados relacionados apenas com um ou mais TDI específicos.

Além disso, o estudo estabeleceu o quê, como, quando e por quem estes resultados devem ser medidos[124].

- Resultados genéricos:

1. Cicatrização periodontal

2. Cicatrização do espaço pulpar (para dentes de ápice aberto)

3. Dor

4. Descoloração

5. Perda de dentes

6. Qualidade de vida

7. Estética (perceção do paciente)

8. Ansiedade dentária relacionada com traumas

9. Número de visitas clínicas

- Resultados específicos da lesão:

1. Infra-oclusão

	1W	4W	8W	3M	6M	1Y	At 6Y old	Generic outcomes to consider collecting as identified by the Core Outcome Set	Injury-specific outcomes to consider collecting as identified by the Core Outcome Set
Enamel fracture	No follow up								
Enamel/dentin fracture			*					Periodontal healing (including bone loss, gingival recession, mobility, and ankylosis/resorption) Pulp healing (including infection) Pain Discoloration Tooth loss Quality of life (days off work, school, and sport) Aesthetics (patient perception) Trauma-related dental anxiety Number of clinic visits Impact on development of permanent successor	Quality of restoration Loss of restoration
Crown fracture	*		*			* (Radiograph only if endodontic treatment carried out)				Quality of restoration Loss of restoration
Crown/root fracture	*		*			* (Radiograph only if endodontic treatment carried out)				If crown restored: Quality of restoration Loss of restoration
Root fracture	*	*S	*			*				Realignment —where spontaneous repositioning undertaken
Alveolar fracture	*	*SR	*			*R	*		
Concussion	*		*					Periodontal healing (including bone loss, gingival recession, mobility, and ankylosis/resorption) Pulp healing (including infection) Pain Discoloration Tooth loss Quality of life (days off work, school, and sport) Aesthetics (patient perception) Trauma-related dental anxiety Number of clinic visits Impact on development of permanent successor	
Subluxation	*		*						
Extrusion	*		*			*			Realignment —where spontaneous repositioning undertaken
Lateral luxation	*	*S	*		*	*			Realignment —where spontaneous repositioning undertaken
Intrusion	*		*		*	*	*		Realignment —where spontaneous repositioning undertaken Infra-occlusion
Avulsion	*		*				*	Pain Tooth loss Aesthetics Quality of life Trauma-related dental anxiety Number of clinic visits Impact on development of permanent successor	

Figure- Primary dentition follow-up regime

All these follow-up visits consider collecting the generic and injury-specific outcomes as identified by the Core Outcome Set—Kenny et al Dent Traumatol 2018.
* = clinical review appointment.
S = splint removal.
R = radiograph advised even if no clinical signs or symptom

	2W	4W	6-8W	3M	4M	6M	1Y	Yearly up to at least 5 Y	Generic outcomes to consider collecting as identified by the Core Outcome Set	Injury-specific outcomes to consider collecting as identified by the Core Outcome Set
Infraction	No follow up								Periodontal healing (including bone loss, gingival recession, mobility, and ankylosis/resorption) Pulp healing (including infection)# Pain Discoloration Tooth loss Quality of life (days off work, school, and sport) Aesthetics (patient perception) Trauma-related dental anxiety Number of clinic visits	
Enamel fracture			*R				*R			Quality of restoration
Enamel/dentin fracture			*R				*R			Loss of restoration
Crown fracture			*R	*R		*R	*R			
Crown/root fracture			*R	*R		*R	*R	*R		Quality of restoration Loss of restoration
Root fracture (apical third, mid-third)		*S*R	*R		*R	*R	*R	*R		Root fracture repair
Root fracture (cervical third)		*R	*R		*S*R	*R	*R	*R		
Alveolar fracture		*S*R	*R		*R	*R	*R	*R		Infra-occlusion
Concussion		*R					*R		Periodontal healing (including bone loss, gingival recession, mobility, and ankylosis/resorption) Pulp healing (including infection)# Pain Discoloration Tooth loss Quality of life (days off work, school, and sport) Aesthetics (patient perception) Trauma-related dental anxiety Number of clinic visits	
Subluxation	(*S) *R			*R		*R	*R			
Extrusion	*S*R	*R	*R	*R		*R	*R	*R		Infra-occlusion
Lateral luxation	*R	*S*R	*R	*R		*R	*R	*R		Infra-occlusion
Intrusion	*R	(*S) *R	*R	*R		*R	*R	*R		Infra-occlusion Realignment —where spontaneous repositioning undertaken
Avulsion (mature tooth)	*S*R	*R		*R		*R	*R	*R		Infra-occlusion
Avulsion (immature tooth)	*S*R	*R	*R	*R		*R	*R	*R		

Figure– Permanent dentition follow-up regimes

these follow-up visits consider collecting the generic and injury-specific outcomes as identified by the Core Outcome Set—Kenny et al Dent Traumatol 20182.

* = clinical review appointment.

S = splint removal.

R = radiograph advised even if no clinical signs or symptoms.

= for immature permanent teeth with necrotic and infected pulps, consider the following additional outcomes: root length, root width, and late stage crown fracture.

9. CONCLUSÃO

A avulsão de dentes permanentes ocorre em 0,5%-16% de todos os traumatismos dentários. Numerosos estudos demonstraram que esta lesão é uma das mais graves lesões dentárias e que o prognóstico depende muito das acções tomadas no local do acidente e imediatamente após a avulsão.

A reimplantação é, na maioria das situações, o tratamento de eleição, mas nem sempre pode ser efectuada imediatamente. Uma gestão de emergência adequada e um plano de tratamento são importantes para um bom prognóstico.

Existem também situações individuais em que o reimplante não é indicado (por exemplo, cáries graves ou doença periodontal, um paciente que não coopera, deficiência cognitiva grave que requer sedação, condições médicas graves, como imunossupressão e condições cardíacas graves) que devem ser tratadas individualmente. Embora a reimplantação possa salvar o dente, é importante compreender que alguns dos dentes reimplantados têm uma baixa probabilidade de sobrevivência a longo prazo e podem ser perdidos ou condenados a extração numa fase posterior. No entanto, não reimplantar um dente é uma decisão irreversível, pelo que se deve tentar salvá-lo

Vários procedimentos de tratamento promissores para dentes avulsionados foram discutidos no grupo de consenso. Algumas dessas sugestões de tratamento têm certas evidências experimentais, e algumas são usadas na prática clínica. De acordo com os membros do grupo de trabalho, o peso ou a qualidade da evidência clínica e/ou experimental é atualmente insuficiente para que alguns destes métodos sejam recomendados nestas V Diretrizes. O grupo defende mais investigação e documentação para os seguintes aspectos:

- Revascularização do espaço pulpar - ver diretrizes publicadas pela Associação Americana de Endodontistas (AAE)89 e pela Sociedade Europeia de Endodontologia (ESE).90

- Tipos de talas óptimas e tempo de duração relativamente à cicatrização periodontal e pulpar.

- Efeito na cicatrização quando é utilizado um anestésico local que contém vasoconstritores.

- Efeitos dos antibióticos tópicos e sistémicos na cicatrização e reabsorção radicular.

- Efeito dos corticosteróides intracanal na cicatrização e reabsorção radicular.

- Desenvolvimento a longo prazo ou estabelecimento da crista alveolar após reimplantação e decoronação.

- Efeito da regeneração periodontal no restabelecimento da função normal.

- Cicatrização periodontal após reimplante dentário.

- Cuidados domiciliários após o reimplante dentário

A incidência de traumatismo dentário em doentes submetidos a anestesia geral é um problema grave, não só em termos de morbilidade, mas também em termos médico-legais. O anestesista não deve ignorar a saúde oral do doente e deve procurar diligentemente realizar um exame dentário ao doente, uma vez que o reconhecimento de potenciais factores de risco pode ajudar a eliminar a ocorrência de lesões dentárias.

A sensibilização para os factores de risco iatrogénicos, bem como a existência de um protocolo para a gestão do traumatismo dentário, conduziriam a resultados melhores e mais satisfatórios para os doentes.

Até à data, foram propostos vários meios de armazenamento aceitáveis, tais como meios de cultura, HBSS e leite, para dentes avulsionados, sendo o HBSS considerado ótimo. Para além das soluções concebidas especificamente para fins de armazenamento e cultura, o leite gordo pasteurizado normal é o mais frequentemente recomendado e com o melhor prognóstico entre outras soluções que provavelmente estarão disponíveis no local de um acidente, tais como água, soro fisiológico ou saliva.

Embora o HBSS, o ViaSpan e o meio de Eagle tenham um grande potencial para manter as células do PDL num estado viável após a avulsão, os aspectos práticos da utilização destas soluções e a falta de disponibilidade imediata para o público em geral tornam-nas menos do que ideais.

No entanto, uma variedade de novos meios como própolis, água de coco tenra, leite com mel, leite em pó e albumina de ovo também foram propostos como potenciais alternativas ao HBSS. No entanto, são necessários mais estudos clínicos e/ou in vitro antes de considerar a sua utilidade e eficácia clínica no caso de um dente avulsionado.

10. REFERÊNCIAS

1. Francisco, Simone & Filho, Francisco & Pinheiro, Ericka & Murrer, Rodrigo & Soares, Adriana. (2013). Prevalência de traumatismos dentários e fatores associados entre escolares brasileiros. Saúde bucal & odontologia preventiva. 11. 31-38. 10.3290/j.ohpd.a29373.

2. Tewari N, Mathur VP, Siddiqui I, Morankar R, Verma AR, Pandey RM. Prevalência de lesões dentárias traumáticas na Índia: Uma revisão sistemática e meta-análise. Indian J Dent Res 2020;31:601-14

3. Ellis RG (1961) The classification and treatment of injuries to the teeth of children. 4ª ed., Yearbook Publisher, Chicago, 1-229.

4. Fouad AF, Abbott PV, Tsiligkaridis G, et al. Diretrizes da Associação Internacional de Traumatologia Dentária para a gestão de lesões dentárias traumáticas: 2. Avulsão de dentes permanentes. Dent Traumatol 2020;36:331-342. https://doi.org/10.1111/edt.12573.

5. Krause-Parello, Cheryl. (2005). Avulsão dentária no ambiente escolar. The Journal of school nursing: a publicação oficial da National Association of School Nurses. 21. 279-82. 10.1177/10598405050210050601.

6. Rauane Machado Silva, Fernanda Burkert Mathias, Catiara Terra Costa, Vanessa Polina Pereira Costa, Marília Leão Goettems, Associação entre má oclusão e a severidade do traumatismo dentário em dentes decíduos, Dental Traumatology, 10.1111/edt.12615, 37, 2, (275-281), (2020).

7. Peter, Elbe & Narayan, Vivek & Zarina, Rita & Varghese, N & Jolly, Mary & Varughese,. (2019). Prevalência de lesões dentárias traumáticas nos dentes anteriores superiores, fatores de risco associados e sua influência na qualidade de vida entre adolescentes em kerala.

8. Holan, G. (2013). Reimplantação de incisivos primários avulsionados: uma revisão crítica de um tratamento controverso. Dental Traumatology, 29(3), 178-184. doi:10.1111/edt.12038

9. Lenstrup K, Skieller V. Um estudo de acompanhamento de dentes reimplantados após perda acidental Ata Odontol Scand 1959;17:503-9

10. Andreasen JO, Hiorting-Hansen E. Reimplantação de dentes: II. Estudo histórico de 22 dentes anteriores reimplantados em humanos. Ata Odontol Scand 1966;24:287-

306.

11. Cvek M, Granath L-E, Hollander L. Tratamento de incisivos permanentes não vitais com hidróxido de cálcio: III. Variações da ocorrência de anquilose de dentes reimplantados com a duração do período extra-alveolar e o ambiente de armazenamento. Odont Revy 1974;25:43-6.

12. Trope M, Freidman S. Periodontal healing of replanted dog's teeth stored in ViaSpan, milk, Hank's balanced salt solution. Endo Dent Traumatol 1992;8:183-8.

13. Juneja P, Kulkarni S, Raje S. Prevalência de lesões dentárias traumáticas e a sua relação com factores predisponentes em crianças de 8-15 anos de idade da cidade de Indore, Índia. Clujul Med. 2018;91(3):328-335. doi:10.15386/cjmed-898

14. Siqueira, M. B. L. D., Gomes, M. C., Oliveira, A. C., Martins, C. C., Granville-Garcia, A. F., & Paiva, S. M. (2013). Fatores predisponentes para lesão dentária traumática em dentes decíduos e busca de atendimento pós-trauma. Revista Brasileira de Odontologia, 24(6), 647-654. doi:10.1590/0103-6440201302352

15. Tezel H, Atalayin C, Kayrak G. Reimplantação após avulsão traumática. Eur J Dent. 2013;7(2):229-232. doi:10.4103/1305-7456.110192

16. Al-Jame Q, Andersson L, Al-Asfour A. Kuwaiti parents' knowledge of first-aid measures of avulsion and replantation of teeth. Med Princ Pract. 2007;16:274-9.

17. Al-Sane M, Bourisly N, Almulla T, Andersson L. Laypeoples' preferred sources of health information on the emergency management of tooth avulsion. Dent Traumatol. 2011;27:432-7.

18. Andersson L, Al-Asfour A, Al-Jame Q. Conhecimento das medidas de primeiros socorros em caso de avulsão e reimplantação de dentes: Uma entrevista a 221 crianças em idade escolar do Kuwait. Dent Traumatol. 2006;22:57-65.

19. Flores MT, Andersson L, Andreasen JO, Bakland LK, Malmgren B, Barnett F, et al. Diretrizes para a gestão de lesões dentárias traumáticas. Ii. Avulsão de dentes permanentes. Dent Traumatol. 2007;23:130-6.

20. Adnan S, Lone MM, Khan FR, Hussain SM, Nagi SE. Qual é o meio mais recomendado para o armazenamento e transporte de dentes avulsionados? Uma revisão sistemática. Dent Traumatol. 2018;34:59-70.

21. Flores MT, Al Sane M, Andersson L. Informação ao público, pacientes e serviços de emergência sobre lesões dentárias traumáticas. In: Andreasen JO, Andreasen FM,

Andersson L, editores. Textbook and color atlas of traumatic injuries to the teeth (Livro-texto e atlas colorido de traumatismos dentários). Oxford: Wiley Blackwell, 2019; p. 992-1008

22. Andersson L, Andreasen JO, Day P, et al. Diretrizes da Associação Internacional de Traumatologia Dentária para a gestão de lesões dentárias traumáticas: 2. Avulsão de dentes permanentes.Dental Traumatol 2012;28:88-96.

23. Qazi, Samir & Khawaja, Shehryar. (2009). Conhecimentos de primeiros socorros sobre avulsão dentária entre dentistas, médicos e leigos. Traumatologia dentária: publicação oficial da Associação Internacional de Traumatologia Dentária. 25. 295-9. 10.1111/j.1600-9657.2009.00782.x.

24. Adnan S, Lone MM, Khan FR, Hussain SM, Nagi SE. Qual é o meio mais recomendado para o armazenamento e transporte de dentes avulsionados? Uma revisão sistemática. Dent Traumatol. 2018 Abr;34(2):59-70. doi: 10.1111/edt. 12382. Epub 2018 Feb 6. PMID: 29292570.

25. Namdev R, Jindal A, Bhargava S, Bakshi L, Verma R, Beniwal D. Awareness of emergency management of dental trauma. Contemp Clin Dent. 2014 Oct;5(4):507-13. doi: 10.4103/0976-237X.142820. PMID: 25395768; PMCID: PMC4229761.

26. Al-Asfour A, Andersson L, Al-Jame Q. Conhecimento dos professores de escolas sobre avulsão dentária e primeiros socorros dentários antes e depois de receberem informação sobre dentes avulsionados e reimplantação. Dent Traumatol. 2008;24:43-9.

27. Leeelavathi L, Karthick R, Leena SS, Aravindha BN. Dente avulsionado - Uma revisão. J Biomed Pharmacol 2016;9:847-50.

28. Navin HK, Veena A, Rakeshv CB, Prasanna KB. Avanços nos meios de armazenamento para dentes avulsionados: A review. Int J Pre Clin Dent Res 2015;2:41-7.

29. Mackie IC, Worthington HV. An investigation of replantation of traumatically avulsed permanent incisor teeth. Br Dent J 1992;172:17-20.

30. Blomlof L, Otteskog P, Hammrastrom L. Efeito do armazenamento em meios com diferentes forças iónicas e osmolalidades nas células periodontais humanas. Scan J Dent Res 1981;89:180-7

31. Bazmi BA, Singh AK, Kar S, Mubatasum H. Meios de armazenamento para dentes

avulsionados - Uma revisão. Indian J Multidiscip Dent 2013;3:741-9.

32. Pileggi et al.Pileggi R, Dumsha TC, Nor JE. Avaliação da viabilidade das células PDL pós-traumáticas através de um novo ensaio de colagenase. Dent Traumatol 2002;18:186-9

33. Sangappa SK, Kumar AP, Srivastava SP. Meios de armazenamento extra-alveolar para dentes: A literature review. Int J Adv Res 2014;2:963-72.

34. Layug ML, Barrett EJ, Kenny DJ. Armazenamento provisório de dentes permanentes avulsionados. J Can Dent Assoc 1998;64:357-69.

35. Pettiette M, Hupp J, Mesarso S, Trope M. Cicatrização periodontal de dentes de cão extraídos, secos ao ar durante longos períodos e embebidos em vários meios. Endod Dent traumatol 1997;13:113-8.

36. Lekic PC, Kenny DJ, Barrett EJ. A influência das condições de armazenamento na capacidade clonogénica das células do ligamento periodontal: Implicações para o reimplante dentário. Int Endod J 1998;31:137-40.

37. Marino TG, Liewehr FR, Mailhot JM, Buxton TB, Runner RR, McPherson JC, et al. Determinação da viabilidade das células do ligamento periodontal em leite de longa duração. J Endod 2000;26:699-702.

38. Malhotra N. Desenvolvimento atual dos meios de transporte (armazenamento) provisórios em medicina dentária: Uma atualização. Br Dent J 2011;211:29-33.

39. Mori GG, Nunes DC, Castilho LR, Moraes IG, Poi WR. A própolis como meio de armazenamento de dentes avulsionados: Análise microscópica e morfométrica em ratos. Dent Traumatol 2010;26:80-5.

40. O própolis está um passo à frente do leite, HBSS ou solução salina na manutenção da viabilidade das células PDL.Matsuda N, Lin WL, Kumar NM, Cho MI, Genco RJ. Respostas mitogénicas, quimiotácticas e sintéticas dos factores de crescimento do ligamento periodontal de rato in vitro. J Periodontal 1992;63:515-25

41. Ahangari Z, Alborzi S, Yadegari Z, Dehghani F, Ahangari L, Naseri M. O efeito da própolis como meio de armazenamento biológico na sobrevivência das células do ligamento periodontal num dente avulsionado: Um estudo in-vitro. Cell J 2013;15:244-9 .

42. Gjerston AW, Stothz KA, Neiva KG, Pileggi R. Efeito da própolis na proliferação e apoptose de fibroblastos do ligamento periodontal. Oral Surg Oral Med Oral Pathol

Oral Radiol Endod 2011;112:843-8.

43. Ali SA, Al-jundi S, Mhaidat N, Awawdeh L, Naffa R. Efeito da concentração de água de coco na sobrevivência de células do ligamento periodontal secas em bancada. Int J Clin Pediatr Dent 2011;4:9-13

44. Silva EJ, Rollemberg CB, Cautinho-Filho TS, Kerbs RL, Zaia AA. Um ensaio multiparamétrico para comparar a citotoxicidade de diferentes meios de armazenamento para dente avulsionado. Braz J Oral Sci 2013;12:90-4

45. Lynch SE, de Castilla GR, Williams RC, Kiritsy CP, Howell TH, Reddy MS, et al. Os efeitos da aplicação a curto prazo de uma combinação de factores de crescimento derivados de plaquetas e semelhantes à insulina na cicatrização de feridas periodontais. J Periodontal 1991;62:458-67.

46. Malhotra N. Desenvolvimento atual dos meios de transporte (armazenamento) provisórios em medicina dentária: Uma atualização. Br Dent J 2011;211:29-33.

47. Khademi AA, Saei S, Moharjeri MR, Mirkheshti N, Ghassami F, Torabinia N, et al. Um novo meio de armazenamento para um dente avulsionado. J Contemp Dent Pract 2008;9:25-32.

48. Siddiqui F, Karkare S. Meios de armazenamento para um dente avulsionado: A natureza ao resgate. Br J Med Health Res 2014;1:1-10.

49. Adnan S, Khan FR. Meios de armazenamento para dentes avulsionados - uma revisão. J Pak Dent Assoc 2014;23:54-60.

50. Hwang JY, Choi SC, Park JH, Kang SW. A utilização do extrato de chá verde como meio de armazenamento para o dente avulsionado. J Endod 2011;37:962-7.

51. Jung IH, Yun JH, Cho AR, Kim CS, Chung WG, Choi SH. Efeito da (-)-epigalocatequina-3-galato na manutenção da viabilidade celular do ligamento periodontal de dentes avulsionados: Um estudo preliminar. J Periodontal Implant Sci 2011;41:10-6.

52. Shreya H, Roma M. Desenvolvimentos actuais nos meios de transporte para dentes avulsionados: Uma atualização. Asian J Pharm Clin Res 2017;10:43-6.

53. Saxena P, Pant VA, Wadhwani KK, Kashyap MP, Gupta SK, Pant AB. Potencial do própolis como meio de armazenamento para preservar a viabilidade das células do ligamento periodontal humano em cultura: Um estudo in vitro. Dent Traumatol 2011;27:102-8.

54. Badaksh S, Eksandarian T, Esmaeilpour T. A utilização do extrato de Aloe vera como novo meio de armazenamento para o dente avulsionado. Iran J Med Sci 2014;39:327-32.

55. Ozan F, Tepe B, Polat ZA, Er K. Avaliação do efeito in vitro da Morus rubra (amora vermelha) na sobrevivência das células do ligamento periodontal. Oral Surg Med Oral Pathol Oral Radiol Endod 2008;105:e66-9

56. Transsoli-Hojjati S, Aliasghr E, Babaki FA, Emadi F, Parsa M, Trajohi S. Sumo de pomagranato (Punica grantum): Um novo meio de armazenamento para dentes avulsionados. J Dent (Terhan) 2014;11:225-32.

57. Alaçam T, Görgül G, Omürlü H, Can M. Lactate dehydrogenase activity in periodontal ligament cells stored in different transport media. Oral Surg Oral Med Oral Pathol Oral Radiol Endod 1996;82:321-3.

58. Schjott M, Andreasen JO. O Emdogain não previne a reabsorção radicular progressiva após o reimplante de dentes avulsionados: um estudo clínico.

59. Dent Traumatol 2005;21:46-50. Krasner PR. Dentes avulsionados: melhorando o diagnóstico. Dent Prod Rep 2007;2:52-64.

60. McDonald RE, Avery DR, Dean JA, Jones JE.Management of Trauma to the teeth and supporting tissues. Em Dentistry for the child and adolescent. McDonald RE, Avery DR, Dean JA (Ed); 9ª Ed: Mobsy Elsevier 2011, Nova Deli: pp 403-44.

61. Sculean A, Schwarz F, Becker J, Brecx M. A aplicação de um derivado da matriz do esmalte (Emdogain) na terapia periodontal regenerativa: uma revisão. Med Princ Pract 2007;16:167-80.

62. Schjott M, Andreasen JO. Emdogain não previne a reabsorção radicular progressiva após reimplantação de dentes avulsionados: um estudo clínico. Dent Traumatol 2005;21:46-50.

63. Hupp JG, Mesaros SV, Aukhil I, Trope M. Vitalidade do ligamento periodontal e cicatrização histológica de dentes armazenados durante longos períodos antes do transplante. Endod Dent Traumatol 1998;14:79-83.

64. Courts FJ, Mueller WA, Tabeling HJ. Leite como meio de armazenamento provisório para dentes avulsionados.Pediatr Dent 1983;5:183-6.

65. Paris ST, Cafferkey M, Tarling M, Hancock P, Yate PM, Flynn PJ. Comparison of sevoflurane and halothane for outpatient dental anaesthesia in children (Comparação

entre sevoflurano e halotano para anestesia dentária em ambulatório em crianças). Br J Anaesth 1997;79:280>4.

66. Biebyck JF, Eger EI. Novos anestésicos inalados. Anesthesiology 1994;80: 906'22.

67. Barnett P. Alternativas à sedação para procedimentos dolorosos. Pediatr Emerg Care. 2009;25:415-9.

68. Wan-Sik, Chu & Seung-Chu, Park & Dong-Kuk, Ahn & Sung-Kyo, Kim. (2006). Efeito da anestesia local no fluxo sanguíneo pulpar em dentes mecanicamente estimulados. Dentisteria Restauradora e Endodontia. 31. 10.5395/JKACD.2006.31.4.257.

69. 5. Kim, S.; Edwall, L.; Trowbridge, H.; Chien, S. (1984). *Effects of Local Anesthetics on Pulpal Blood Flow in Dogs (Efeitos dos Anestésicos Locais no Fluxo Sanguíneo Pulpar em Cães). Journal of Dental Research, 63(5), 650-652.* doi:10.1177/00220345840630050801

70. 6. OLGART, L. e GAZELIUS, B.: Effects of Adrenaline and Felypressin (Octapressin) on Blood Flow and Sensory Nerve Activity in the Tooth, Ata Odontol Scand 35:69-75, 1977.

71. HELLNER, E.: Experimentella och Histologiska Undersokningar over Novocain-Suprareninlosningens Inverkan pa den Lavande Manskliga Luplavavnaden vid Injektions-anastasi Sarskilt med Honsyn till dess Inflytande pa Pulpans Karlsystem, Svensk Tandlak Tidskr 20:331406, 1927.

72. Mordini, L.; Lee, P.; Lazaro, R.; Biagi, R.; Giannetti, L. Desporto e Traumatologia Dentária: Soluções cirúrgicas e prevenção. Dent. J. 2021, 9, 33. https://doi.org/10.3390/ dj9030033

73. Mariano ER, Watson D, Loland VJ, Chu LF, Cheng GS, Mehta SH, et al. Os bloqueios bilaterais do nervo infra-orbital diminuem a dor pós-operatória mas não reduzem o tempo de alta após cirurgia nasal em ambulatório. Can J Anaesth. 2009;56:584-9. 52.

74. Karkut B, Reader A, Drum M, Nusstein J, Beck M. Uma comparação da eficácia anestésica local do bloqueio extra-oral versus o bloqueio intra-oral do nervo infra-orbital. J Am Dent Assoc. 2010;141:185-92.

75. Zdilla MJ, Koons AW, Russell ML, Mangus KR, Bliss KN. O forame infra-orbital está localizado a meio caminho entre o naso-espinhal e o jugal: Considerações sobre

o bloqueio do nervo infra-orbital e a cirurgia maxilofacial. J Craniofac Surg. 2018 Mar;29(2):523-527.

76. Kang SH, Won YJ. Branqueamento facial após anestesia de bloqueio do nervo alveolar inferior: uma complicação invulgar. J Dent Anesth Pain Med. 2017 Dec;17(4):317-321.

77. Cok OY, Deniz S, Eker HE, Oguzkurt L, Aribogan A. Gestão da neuralgia infraorbital isolada por bloqueio do nervo infraorbital guiado por ultrassom com combinação de esteroide e anestésico local. J Clin Anesth. 2017 Feb;37:146-148.

78. Wang H, Liu G, Fu W, Li ST. O efeito do bloqueio do nervo infraorbital na agitação de emergência em crianças submetidas a cirurgia de lábio leporino sob anestesia geral com sevoflurano. *Paediatr Anaesth.* 2015;25:906-910.

79. Bosenberg AT, Kimble FW. Bloqueio do nervo infra-orbital em recém-nascidos para reparação de fenda labial: estudo anatómico e aplicação clínica. *Br J Anaesth.* 1995;74:506-508.

80. Andreasen JO. Efeito do período extra-alveolar e do meio de armazenamento na cicatrização periodontal e pulpar após o reimplante de incisivos permanentes maduros em macacos. Int J Oral Surg. 1981;10:43-53.

81. Ben Hassan MW, Andersson L, Lucas PW. Caraterísticas de rigidez de splints para fixação de dentes traumatizados. Dent Traumatol. 2016;32:140-5

82. Hammarstrom L, Blomlof L, Feiglin B, Andersson L, Lindskog S. Reimplantação de dentes e tratamento com antibióticos. Endod Dent Traumatol. 1986;2:51-7.

83. Stevenson T, Rodeheaver G, Golden G, Edgerton MD, Wells J, Edlich R. Damage to tissue defenses by vasoconstrictors. J Am Coll Emerg Phys. 1975;4:532-5

84. Trope M, Yesilsoy C, Koren L, Moshonov J, Friedman S. Effect of different endodontic treatment protocols on periodontal repair and root resorption of replanted dog teeth. J Endod. 1992;18:492-6

85. Malmgren B, Malmgren O. Taxa de infraposição de incisivos anquilosados reimplantados relacionada com a idade e o crescimento em crianças e adolescentes. Dent Traumatol. 2002;18:28-36.

86. Malmgren B, Malmgren O, Andreasen JO. Desenvolvimento do osso alveolar após a decoronação de dentes anquilosados. Endod Topics. 2006;14:35-40.

87. Trope M. Avulsão e reimplantação. Refuat Hapeh Vehashinayim. 2002; 19:6-15, 76.

88. Trope M. Gestão clínica do dente avulsionado: estratégias actuais e direcções futuras. Dent Traumatol. 2002;18:1-11.

89. Malmgren B, Tsilingaridis G, Malmgren O. Acompanhamento a longo prazo de 103 incisivos permanentes anquilosados tratados cirurgicamente com decoração - um estudo de coorte retrospetivo. Dent Traumatol. 2015;31:184-9.

90. Cohenca N, Stabholz A. Decoração - um método conservador de tratamento de dentes anquilosados para preservação do rebordo alveolar antes da reconstrução protética definitiva: revisão da literatura e apresentação de caso. Dent Traumatol. 2007;23:87-94.

91. Hinckfuss S, Messer LB. Duração da imobilização e resultados periodontais para dentes avulsionados reimplantados: uma revisão sistemática. Dent Traumatol. 2009;25:150-7

92. Kahler B, Rossi-Fedele G, Chugal N, Lin LM. Uma revisão baseada em evidências sobre a eficácia das abordagens de tratamento para dentes permanentes imaturos com necrose pulpar. J Endod. 2017;43:1052-7.

93. Kim SG, Malek M, Sigurdsson A, Lin LM, Kahler B. Endodontia regenerativa: uma revisão abrangente. Int Endod. J. 2018;51(12):1367-88.

94. Andersson L, Lindskog S, Blomlof L, Hedstrom KG, Hammarstrom L. Efeito da estimulação mastigatória na anquilose dentoalveolar após reimplante dentário experimental. Endod Dent Traumatol. 1985;1:13-6.

95. Andreasen JO. O efeito da esplintagem na cicatrização periodontal após reimplantação de incisivos permanentes em macacos. Ata Odontol Scand. 1975;33:313-23.

96. Berthold C, Auer FJ, Potapov S, Petschelt A. Influência da extensão e do tipo de fio na rigidez da tala - avaliação por um método de medição dinâmico e estático. Dent Traumatol. 2011;27:422-31.

97. Kahler B, Heithersay GS. Uma avaliação baseada em evidências da ferulização de dentes luxados, avulsionados e com fratura radicular. Dent Traumatol. 2008;24:2-10.

98. Mandel U, Viidik A. Effect of splinting on the mechanical and histological properties of the healing periodontal ligament in the vervet monkey (Cercopithecus aethiops). Arch Oral Biol. 1989;34:209-17.

99. Oikarinen K. Tooth splinting - uma revisão da literatura e consideração da

versatilidade de uma tala de arame-composto. Endod Dent Traumatol.1990;6:237-50.

100. Oikarinen K, Andreasen JO, Andreasen FM. Rigidez de vários métodos de fixação utilizados como talas dentárias. Endod Dent Traumatol. 1992;8:113-9.

101. von Arx T, Filippi A, Lussi A. Comparação de um novo dispositivo de tala para traumatismo dentário (tts) com três técnicas de tala comummente utilizadas. Dent Traumatol. 2001;17:266-74.

102. Hinckfuss S, Messer LB. Duração da imobilização e resultados periodontais para dentes avulsionados reimplantados: uma revisão sistemática. Dent Traumatol. 2009;25:150-7

103. Abbott PV, Heithersay GS, Hume WR. Libertação e difusão através de raízes dentárias humanas in vitro de moléculas vestigiais de corticosteroide e tetraciclina da pasta ledermix. Endod Dent Traumatol. 1988;4:55-62.

104. Abbott PV, Hume WR, Heithersay GS. Efeitos da combinação de ledermix e pastas de hidróxido de cálcio na difusão de corticosteroide e tetraciclina através de raízes humanas in vitro. Endod Dent Traumatol. 1989;5:188-92.

105. Andreasen JO. O efeito da extirpação da polpa ou do tratamento do canal radicular na cicatrização periodontal após o reimplante de incisivos permanentes em macacos. J Endod. 1981;7:245-52.

106. Bryson EC, Levin L, Banchs F, Abbott PV, Trope M. Efeito da colocação intracanal imediata de pasta ledermix na cicatrização de dentes de cão replantados após tempos de secagem prolongados. Dent Traumatol. 2002;18:316-21.

107. Day PF, Duggal MS, High AS, Robertson A, Gregg TA, Ashley PF, et al. Descoloração dos dentes após avulsão e reimplantação: resultados de um estudo multicêntrico controlado e aleatório. J Endod. 2011;37:1052-7.

108. Day PF, Gregg TA, Ashley P, Welbury RR, Cole BO, High AS, et al. Cicatrização periodontal após avulsão e reimplantação de dentes: Um ensaio controlado aleatório multicêntrico para comparar dois medicamentos para o canal radicular. Dent Traumatol. 2012;28:55-64.

109. Kirakozova A, Teixeira FB, Curran AE, Gu F, Tawil PZ, Trope M. Effect of intracanal corticosteroids on healing of replanted dog teeth after extended dry times. J Endod. 2009;35:663-7.

110. Wong KS, Sae-Lim V. O efeito do ledermix intracanal na reabsorção radicular de

dentes de macaco implantados tardiamente. Dent Traumatol.2002;18:309-15.

111. Stewart CJ, Elledge RO, Kinirons MJ, Welbury RR. Factores que afectam o momento da extirpação da polpa numa amostra de 66 dentes avulsionados replantados em crianças e adolescentes. Dent Traumatol. 2008;24:625-7

112. Bakland LK. Novos procedimentos endodônticos utilizando agregado de trióxido mineral (MTA) para dentes com lesões traumáticas. In: Andreasen JO , Andreasen FM , Andersson L . Livro de Texto e Atlas a Cores de Lesões Traumáticas

113. **Cvek M.** Gestão endodôntica e utilização de hidróxido de cálcio em dentes permanentes traumatizados. In: Andreasen JO , Andreasen FM , Andersson L . Livro de Texto e Atlas a Cores de Lesões Traumáticas nos Dentes (4ª ed.). Copenhaga : Munksgaard , 2007 . pp. 598 - 668 .

114. Andersen M, Lund A, Andreasen JO, Andreasen FM. Solidificação in vitro do tecido pulpar humano em hidróxido de cálcio e hipoclorito de sódio. Endod Dent Traumatol 1992 ; 8 : 104 - 108 .

115. Shabahang S, Torabinejad M, Boyne PP, Abedi H, McMillan P. Um estudo comparativo da indução de extremidades radiculares utilizando a proteína osteogénica - 1, hidróxido de cálcio e agregado de trióxido mineral em cães. J Endod 1999 ; 25 : 1 - 5 .

116. Torabinejad M, Watson TF, Pitt Ford TR. A capacidade de selamento de um agregado de trióxido mineral como material de obturação radicular retrógrada. J Endod 1993 ; 19 : 591 - 595 .

117. Torabinejad M, Hong CU, Pitt Ford TR. Propriedades físicas e químicas de um novo material para obturação de extremidades radiculares. J Endod 1995 ; 21 : 349 - 353

118. Al-Sane M, Bourisly N, Almulla T, Andersson L. Fontes de informação de saúde preferidas pelos leigos sobre o tratamento de emergência da avulsão dentária. Dent Traumatol. 2011;27:432-7.

119. Andersson L, Al-Asfour A, Al-Jame Q. Conhecimento das medidas de primeiros socorros em caso de avulsão e reimplantação de dentes: Uma entrevista a 221 crianças em idade escolar do Kuwait. Dent Traumatol. 2006;22:57-65

120. Andreasen JO, Borum MK, Andreasen FM. Reimplantação de 400 incisivos permanentes avulsionados. Factores relacionados com o crescimento da raiz. Endod

Dent Traumatol. 1995;11:69-75

121.   Abd-Elmeguid A, ElSalhy M, Yu DC. Obliteração do canal pulpar após reimplante de dentes imaturos avulsionados: uma revisão sistemática. Dent Traumatol. 2015;31:437-41

122.   Malmgren B, Malmgren O. Taxa de infraposição de incisivos anquilosados reimplantados relacionada com a idade e o crescimento em crianças e adolescentes. Dent Traumatol. 2002;18:28-36.

123.   Malmgren B, Tsilingaridis G, Malmgren O. Acompanhamento a longo prazo de 103 incisivos permanentes anquilosados tratados cirurgicamente com decoração - um estudo de coorte retrospetivo. Dent Traumatol. 2015;31:184-9

124.   Kenny KP, Day PF, Sharif MO, Parashos P, Lauridsen E, Feldens CA, et al. Quais são os resultados importantes nas lesões dentárias traumáticas? Uma abordagem internacional para o desenvolvimento de um conjunto de resultados principais. Dental Traumatol. 2018;34:4-11

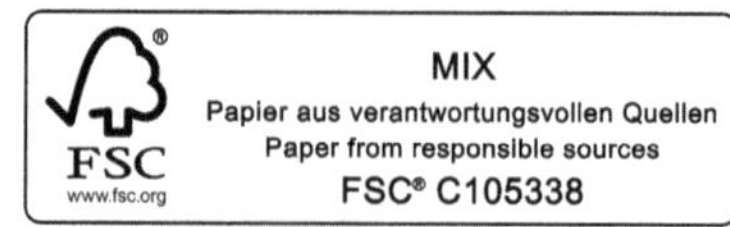

Printed by Books on Demand GmbH, Norderstedt / Germany